Laetitia Legrand

Manuel pratique d'éveil à la Conscience

AF166894

Laetitia Legrand

Manuel pratique d'éveil à la Conscience

Par l'auteure de Lilaluz.net

Éditions Vie

Impressum / Mentions légales

Bibliografische Information der Deutschen Nationalbibliothek: Die Deutsche Nationalbibliothek verzeichnet diese Publikation in der Deutschen Nationalbibliografie; detaillierte bibliografische Daten sind im Internet über http://dnb.d-nb.de abrufbar.

Information bibliographique publiée par la Deutsche Nationalbibliothek: La Deutsche Nationalbibliothek inscrit cette publication à la Deutsche Nationalbibliografie; des données bibliographiques détaillées sont disponibles sur internet à l'adresse http://dnb.d-nb.de.

Coverbild / Photo de couverture: www.ingimage.com

Verlag / Editeur:
Éditions Vie
ist ein Imprint der / est une marque déposée de
OmniScriptum GmbH & Co. KG
Heinrich-Böcking-Str. 6-8, 66121 Saarbrücken, Deutschland / Allemagne
Email: info@editions-vie.com

Herstellung: siehe letzte Seite /
Impression: voir la dernière page
ISBN: 978-3-639-78093-2

Table des Matières :

Préface :

Je m'appelle Laetitia mais ce prénom ne représente pas mon être qui se nomme Lila. Je suis née en France et j'ai vécu toute ma vie aux frontières avec les autres pays (l'Angleterre, la Belgique, l'Espagne, l'Italie, la Suisse et l'Allemagne). Depuis l'enfance je me suis consacrée à la compréhension des êtres humains car j'avais souvent l'impression d'un décalage entre ma manière d'agir et celle dont les gens répondaient à mes comportements, à mes idées ou mes besoins fondamentaux. Pour réduire les difficultés de communication j'ai commencé par écouter les gens autour de moi, à les questionner sur leur interprétation du monde. J'ai remarqué que beaucoup d'adultes ne mettent pas de mots sur leurs émotions, leurs sentiments ou leurs désirs et qu'ils ne reconnaissent pas non plus ceux des autres. Les décalages de communication n'ont rien à voir avec les différences de langues, on peut se faire comprendre des gens partout dans le monde dès lors qu'ils ont la même sensibilité.

D'abord, j'ai pensé que mon objectif devrait être de créer une « école des sentiments », qui enseignerait les correspondances entre les réactions émotives et la source des sentiments. Je me suis mise à lire sur tous les sujets pour apprendre les vocabulaires adaptés aux situations, mais je me suis trouvée bloquée par l'indifférence. Les gens semblaient formatés. Ils aimaient être indifférents à leurs sentiments réels, agir en suivant une logique sociale préétablie bien que celle-ci respecte rarement leur âme. J'ai compris qu'avec la meilleure volonté personnelle on ne peut communiquer avec autrui sans que la volonté d'échange soit partagée. Le vocabulaire prend place lorsque les gens sont « sur la même longueur d'ondes », c'est-à-dire que leur pensée s'est ouverte à celles de l'autre, or les gens n'aiment pas échanger sans y gagner au change. Mon intention n'était pas suffisamment forte pour y soumettre les autres. Alors, j'ai essayé d'affiner la lecture du monde extérieur, je me suis intéressée au décryptage des intentions d'autrui, j'ai utilisé mon énergie pour lire les émotions des autres et je suis devenue médium. Cette attitude m'a aidée autant qu'entravée puisque je devais rester honnête avec mes sentiments tout en acceptant ceux des autres dans leurs profondeurs, sans les filtres psychiques que toute personne pose dans son esprit pour se protéger de ce qu'elle ne veut pas savoir. Ma clarté d'intention m'a donné accès aux motivations profondes de l'Humain, à la « psyché », le monde mental et émotionnel basé sur les archétypes, c'est-à-dire les schémas psychiques qui servent d'exemple à tous les humains depuis la création de la civilisation.

Cette somme de pensées et de désirs que l'on nomme aussi « la Matrice » m'a permis de vivre beaucoup de rêves et de cauchemars physiquement ou par expansion de mon psychisme que je peux « tremper » dans celui des autres. J'ai voyagé sur presque tous les continents et me suis entretenue avec les populations locales de toutes conditions sociales, sans discrimination, sans jugements ni préférence. Partout j'ai constaté la même indifférence et le même esprit de supériorité face aux « étrangers » ou aux femmes, le même sentiment d'infériorité obséquieux ou révolté en relation à l'argent, le goût des possessions ou d'appropriation de ce qui appartient à autrui, l'absence de respect de soi et de la vie et l'orgueil en point transcendant toutes les différences.

J'avais la chance de voir mes rêves et ceux des gens qui m'approchaient se réaliser facilement. Cette collection d'expériences m'a fait prendre conscience que je suis un développeur de l'âme et de la conscience - pas uniquement de la mienne mais aussi de celles des autres. Les gens qui me côtoient réinventent leur vie quel que soit leur âge ; ils refont des études, se mettent à la peinture ou crée une école, un commerce, une famille. Certains nouent de nouvelles relations avec leur partenaire, leurs enfants ou leurs parents ou encore ils s'engagent en politique d'une manière plus authentique. J'ai rencontré de nombreuses personnes au hasard de mes pérégrinations, et quelques- uns sont devenus des années plus tard des présidents de grands Etats, des artistes ou des footballeurs renommés. Au départ, je ne comprenais pas à quoi tout cela pouvait servir, je n'avais aucune interprétation spirituelle de ces coïncidences extraordinaires. Je constate aujourd'hui qu'entre le moment où je rencontre les gens et l'instant où je les quitte, leur horizon intérieur a changé de dimension, leur détermination et leur foi en leur réussite se sont renforcées. Enfant, je n'avais aucune spiritualité particulière : le Ciel est témoin de ma vie et il m'appartient d'en faire quelque chose. Aucune pratique spéciale mis à part des instants de méditation, un régime gourmand et équilibré, pas de repas le dimanche soir pour marquer la fin de semaine et quelques jeûns annuels lorsque le besoin d'énergisation se fait sentir.

Ma question habituelle est simple : quelle serait notre vie si nous n'acceptions pas les jugements arbitraires des autres sur nous ? Il a toujours été important pour moi de rester libre de préjugés religieux ou philosophiques, pourtant je me suis aperçue que le premier jugement et la dernière barrière psychologique qui séparent les êtres, nait de leurs croyances ancestrales et de leur attachement inconscient à leur Dieu, c'est leur point d'orgueil fondamental. Alors, pour asseoir ma pensée dans les mondes des autres et me faire comprendre de leurs cœurs autant que de leur conscience, je me suis intéressée aux religions et à la vie des saints, aux théories économiques et aux biographies de personnes politiques, d'artistes, à l'évolution technique, à ceux qui défendent une cause, puisqu'ils stimulent la conscience des gens autour d'eux.

Ensuite, j'ai élargis ces connaissances aux « marginalités » de chaque époque, intégrant ceux dont les idées représentent la frange refoulée des désirs collectifs et que le temps couronne en leaders des grandes étapes évolutives de l'Humanité. En surfant sur l'Histoire par l'énergie du Désir, on perçoit que le monde évolue de l'individuel au collectif, puis du collectivisme à un individualisme élitiste, pour revenir ensuite à un nouveau cycle de vision collective portée sur une philosophie supérieure, affinée. L'Humanité ne décline pas. Elle avance toujours vers plus de subtilité, d'élégance et de pureté, en passant par des stades où le vulgaire et le délicat se côtoient pour mieux se repousser ensuite. Chaque niveau de croissance contient des strates vulgaires, des améliorations techniques et des évolutions philosophiques subtiles. Chaque époque surpasse en technicité et en simplicité celle qui la précède.

Actuellement, le monde s'étire en une hiérarchie de strates sociales diverses. La société moderne occidentale est individualiste et se tourne collectivement vers l'amour bienveillant et l'équilibre entre l'Homme et son environnement tandis que les sociétés collectivistes évoluent vers l'individualisme et l'élitisme de leurs classes supérieures, ce qui n'exclue pas l'intégration de la notion d'écologie. Par contraste, les peuples pauvres se révoltent positivement en s'adaptant à la mondialisation ou en réactivant la tendance guerrière dont nous conservons les traces vestimentaires et le vocabulaire. La violence fait partie de notre histoire collective commune. L'humain aime la guerre, elle lui donne le sentiment d'agir sur son destin, de décider par lui-même. Lorsque l'impuissance règne, que les décisions semblent floues, inodores, purgées de l'intérêt collectif, la guerre revient pour exprimer la colère et les frustrations des populations négligées, volées de leur droits, rendues à l'illettrisme et à la misère. L'énergie du Désir s'exprime quoi qu'il en coûte.

Avant d'intégrer des notions complexes et théoriques sur la paix, l'harmonie et l'Amour, qui sont l'avenir de l'humanité, j'ai préféré crée un petit manuel pour revenir à l'équilibre entre le corps et l'âme, afin que la personne sincère se réinvestisse pour la société sans se sentir idiote ou spoliée, qu'elle puisse aimer son corps, son environnement, son énergie et son âme. Dans cette recherche de compréhension et d'intégration, je me suis demandée ce qui provoque la colère, la haine, les rejets et les agressions. La réponse est dans le manque d'acceptation des cycles et l'absence de vision globale collective. La conséquence directe est le manque de Respect de soi. Le respect est la forme la plus neutre de l'Amour Universel, il est naturel si on le reçoit au départ. Or, ce monde qui va vite, ne donne pas les mêmes chances à tous d'être accueilli, respecté et de trouver leur place.

Pourtant lorsque l'on n'est pas bien reçu, au moment de sa naissance, dans un groupe ou un nouveau cadre de vie, il se crée une tension entre l'idée que l'âme a d'elle-même et ce que les autres lui renvoient ; ce reflet désavantageux engendre une colère, une crispation et une perte de spontanéité, un manque de reconnaissance de soi. Les actions du cœur sont déviées de leur pureté par cette ombre émotionnelle, générant des conflits puisque l'échange s'instaure sur le modèle de la blessure initiale, du rejet ou de la peur anticipée de n'être pas acceptable. La première empreinte énergétique reste active jusqu'à la fermeture du cycle énergétique et astrologique, en prendre conscience peut aider à se pacifier soi-même en devenant le maître de son âme, son protecteur ; une conscience vivante.

Lorsqu'elle s'incarne l'âme pense avoir la liberté de vivre selon ses choix, elle ne voit pas les aspects matériels dans leur lenteur, la lourdeur des attitudes psychologiques fermées ni les limites imposées par les choix collectifs. Tous ces aspects énergétiques sont peu importants quand l'âme se met au centre de sa vie, de son énergie et qu'elle construit le cadre de son destin par ses intentions ; avant son incarnation elle est légère, insouciante, surpuissante. Quand les circonstances sont déviées de ce qu'elle a projeté, elle est déçue de ne pas atteindre ses meilleurs objectifs selon la vie qu'elle s'est choisie. Parfois, c'est le corps qui se fatigue des exigences de l'âme, trop active et indifférente à ses besoins, il se dévitalise précocement, devient malade et s'étiole.

L'objectif de la conscience est de transporter l'âme au-delà de la mort, de l'aider à vivre jusqu'au moment de rencontrer l'Esprit Divin, le générateur -Lumière. Or, lorsque nous sommes divisés en strates de conscience, en sentiments épars, nous n'utilisons pas notre énergie rassemblée en un focus unique : conscience, corps et sentiments sont divisés, ce qui fait naitre des tensions énergétiques s'exprimant sous forme de colère ou de honte. Ces émotions séparent l'âme du corps, créant un hérissement de fils énergétiques autour de soi qui traversent l'énergie des autres personnes activant leur inconfort, leur transmettant la sensation d'être blessés par notre présence, notre rayonnement. On dit couramment « celui-là je ne le sens pas, je ne le supporte pas » ou encore « c'est une crème ». En fait, nous parlons de l'énergie ressentie. L'énergie est le résultat d'une succession d'actes et de choix conscients ou non.

Pour prendre conscience de votre énergie nous verrons à travers cet ouvrage quelques techniques simples : comment repérer vos émotions, comment activer ou désamorcer les tensions en comprenant ce qui les crée, d'où naissent les sentiments et ce qu'ils signifient. Vous finirez par découvrir quels sont les vêtements, le type d'aliments, le rythme de sommeil, l'activité physique et le cercle des personnes qui correspondent à vos besoins d'amour, d'amitié ou d'expansion. Vous aurez de nouvelles idées concernant la manière d'entreprendre votre travail car l'organisation des énergies permet de les utiliser avec plus d'efficacité et de contentement.

En se consacrant à ce qui est important et valorisant pour vous, votre esprit s'épanouira et laissera son énergie, son empreinte dans ce qu'il aime. Nous sommes toujours l'expression d'une énergie, reste à découvrir si cette énergie est tendre ou brutale, si elle sert nos objectifs essentiels ou notre peur de l'exclusion sociale. Lorsque nous perdons notre objectif principal, nous nous éloignons de notre plan de vie initial et abritons en nous-mêmes d'intenses frustrations, de la colère, le désir de vengeance ou de destruction. L'estime personnelle faiblit par ces mauvaises énergies cristallisées, pour compenser on fait des concessions, on ne défends plus ses intérêts, on chute en force morale et l'on s'enferme dans le sentiment d'être victime des circonstances : « je ne peux pas, je ne sais pas comment ».

Le sentiment d'échec noue le cœur et l'âme, conditionne à la souffrance et la culpabilité vient alourdir la liberté psychique restante. On nourrit des sentiments de dureté et d'indifférence à ce qui n'est pas notre propre douleur : on perd le sens de l'entraide, de l'empathie. Parfois on développe une déviance : on désire infliger les mêmes désillusions aux autres, par cruauté, pour rester maître du « je ». L'auto-estime ne se construit pas grâce aux mauvais coups, trahisons et manquements dont nous sommes presque tous capables. Le Mal s'il devient la base du comportement détruit l'Amour de Soi, il réduit la chance de l'âme de s'éveiller à la Grâce, à son immortalité.

Pourtant, certains humains se valorisent et reçoivent de la reconnaissance lorsqu'ils sont devenus méchants, sauvages, sans tabous. Faut-il être apprécié par l'énergie de la peur générée par soi pour être reconnu? Cette énergie de malveillance est-elle efficace pour obtenir des privilèges ? Cherchent-ils à défier Dieu ? Pourquoi ceux qui ont transgressés les limites sont-ils adulés par les médias, mis à la une des journaux comme s'ils avaient commis un acte de gloire ? D'ailleurs peut- on vivre sa vie entière en haïssant les autres, en cherchant à se venger sans jamais rechigner aux malveillances ?

Peut-on vivre sans connaître de jour où l'on se sentirait comblé, où l'on déciderait d'aimer ? J'ai vu tant de changements intérieurs que je peux vous assurer que faire le bien, entraîne de recevoir du Bien, à condition que ce que nous produisons soit positivement accepté par les autres. La rédemption est une alchimie de l'énergie qui commence parfois par le calvaire. Ce n'est que lorsque la gratitude est légitime, qu'elle est émise naturellement que l'on en tire soi-même du bien. Si l'on pense à faire le bien mais que cela entraîne des sentiments négatifs chez les autres, il n'y a pas d'énergie de gratitude, ni de cercle de Grâce. C'est pourquoi on ne peut pas infliger nos idées aux autres sans leur laisser le libre choix de les accepter ou non. J'aimerai vous aider à réveiller votre amour pour vous-même, ce sera un honneur et l'occasion d'une célébration de votre conscience à la mienne. Merci d'être là et de me laisser vous guider.

Introduction :

Qu'est-ce que la Conscience ?

La Conscience est l'outil donnant un cadre au Réel, c'est également un état de pure réceptivité lorsqu'elle est en lien avec l'Intelligence. La Conscience existe à tous les niveaux de vie, tous les êtres ou éléments peuvent développer une conscience. La célèbre phrase de Pascal « Je pense donc je suis », exprime la maturité de l'être capable de différencier sa conscience de celle de son environnement, ce qui induit le développement d'une conscience individuelle qui aura pour chacun des variations, car la conscience évolue au fur et à mesure des évènements que nous traversons, des savoirs que nous développons et des émotions qui nous touchent et nous transforment. La Conscience n'est pas une faculté intellectuelle, elle n'est pas liée à notre capacité d'accumuler des savoirs et des connaissances livresques, ce n'est pas quelque chose de compliqué, elle fait l'objet d'étude philosophique et de longs discours littéraires autant qu'elle est la muse des poètes et des artistes, des créateurs et des scientifiques.

La conscience nait d'elle-même, elle analyse et dissèque ou bien relie les personnes et les situations en points communs thématique, elle est rapide, intuitive, utilise tous les supports qui lui sont proposés : les sens physiques, les muscles, les cycles de temps auxquels nous sommes soumis : le jour/la nuit, les cycles des saisons et ceux de notre vie, jusques dans la mort, la conscience nous survit, ouvrant la porte sur des mondes aujourd'hui invisibles dans lesquels elle se promènera quand sonnera l'Heure d'abandonner le corps. La conscience nous accompagne, pour peu que nous lui prêtions attention, que nous la vêtissions d'intentions. Elle est notre compagne dans les temps de solitude et même dans les réunions. Elle ne nous lâche pas et peut nous mener jusqu'aux contours du Temps : elle sait le nom des morts et des vivants, elle monte le long de l'échelle de l'évolution et nous guide bien plus surement que notre âme à qui elle rappelle ses serments. La Conscience est un enfant, une mère ou un ami, elle est nous ou bien autrui, selon la distanciation des relations avec laquelle nous l'entretenons. Elle est belle ou pâlichonne, masculine et hiératique ou féline et lunatique...elle s'exprime selon son humeur et les objectifs qu'elle a choisi de défendre. Pourvu que nous l'ayons grande, elle vous connectera au Bonheur.

La Conscience et l'Intelligence

La Conscience est la boussole intérieure, le pilier qui permet de se repérer dans les nombreux mondes que nous imaginons, que nous traversons. On peut dire que la conscience donne la motivation de dépasser les frontières entre ce qui est connu et ce qui est à découvrir. On ne peut pas transmettre sa conscience, tout au plus peut-on ouvrir les connaissances et les acquis que notre conscience accumule pour aider les autres à développer leur discernement, leurs capacités personnelles. On peut cependant ouvrir sa conscience et partager des sentiments qui auront un point commun, en cela la conscience sert à refléter la singularité de chacun : « je suis, ce que l'autre ne peut être autant que moi », car précisément la conscience délimite ce qui nous appartient et ce qui est nous est étranger, sans jugement, seulement avec discernement, elle conscientise ce qu'elle Est, de ce qu'elle n'Est pas. Ainsi, l'être peut choisir ses cheminements, ses découvertes. Quand la conscience est vierge, il lui arrive de se perdre en errements, et parfois c'est là que notre âme pleure amèrement les faux-pas et la conscience veille à son apaisement en lui rendant une vision détachée et globale de ses choix.

L'intelligence est le réseau invisible qui unifie toutes les choses vivantes entre elles. L'intelligence peut être visualisée sous la forme d'une bibliothèque immense, dont les rayonnages seraient vides, mais où les réponses prennent vie au moment où l'on formule l'intention d'une question. Avant même que nous imaginions la formulation de notre question ou que nous cherchions une réponse, celle-ci émerge du vide d'où naissent toutes les potentialités et elle entraîne notre vie à sa rencontre : nous sommes les enfants de l'Intelligence, quoi que nous n'en soyons pas toujours conscients ! L'Intelligence s'exprime par l'Intuition et la sagesse instinctive. On pense que l'Intelligence renvoie à des notions de savoirs, alors qu'intrinsèquement quand les chercheurs se vident de présupposés ils font des découvertes majeures. Se charger de connaissances livresques permet d'avoir les matériaux, « l'argile », l'intention donnera le premier élan, la direction vers laquelle on doit chercher et l'attention permettra à l'Intelligence de donner une forme à vos interrogations. Tout est dit, nous sommes des potiers, les forgerons de nos vies pour peu que nous en soyons conscients.

Quels sont les organes de la Conscience ?

D'abord, précisons que mes propos ne concernent pas le domaine médical mais l'analyse psychologique et la spiritualité. Ma spiritualité s'inspire du mouvement New Age et de la Théosophie sans en être une adepte soumise, j'ai utilisé ma conscience et mon énergie pour faire des expériences diverses, je vous les partagerais au fur et à mesure, ainsi vous aurez l'occasion d'évaluer la pertinence de mes analyses, il est nécessaire que vous puissiez conserver votre individualité, votre propre conscience car cet ouvrage n'est qu'un outil parmi d'autres au service du développement de la Conscience.

J'ai pu constater qu'un certain nombre de choses écrites dans différents ouvrages sacrés ou autres, sont exactes, en tout cas qu'elles expliquent les différentes « ouvertures de conscience » et les processus cognitifs intuitifs successifs. Le fameux « troisième œil » qui fait tant rêver puisqu'on lui attribue de nombreux pouvoirs magiques est un ensemble de glandes qui, lorsqu'elles sont stimulées dans un certain ordre, vont permettre de créer un champ d'énergie entre les différentes zones du cerveau, ce qui a pour effet de densifier et structurer les fibres cérébrales unissant les hémisphères droits et gauches. Dès lors, le spectre des informations décodables est élargi et l'on peut lire « en temps réel », c'est-à-dire avec sa conscience plus qu'avec une logique linéaire.

Je m'explique : la glande pinéale capte la lumière, le thalamus est un lieu de stockage de la mémoire en corrélation avec d'autres zones du cerveau, le cervelet organise la vision, les lobes préfrontaux organisent nos savoir-faire ; ensemble ces éléments ouverts à une logique d'unité vont travailler plus vite et communiquer par symboles plutôt que par des logiques intellectuelles. Pour illustrer nous pourrions dire que l'intuition est l'équivalent des courriels, tandis que la logique intellectuelle est représentée par le système administratif traditionnel envoyé par poste. Avec l'intuition et la conscience on envoie un « smiley », qui est immédiatement traduit en sentiment-pensée décodable sans analyse complexe ce qui obligera ensuite à « donner du sens » par l'analyse des symboles et à traduire dans un langage logique si l'on veut communiquer avec les autres.

Nous sommes persuadés que la lumière n'est qu'un phénomène optique or, dans la lumière se trouvent un grand nombre de données sur notre position dans le cosmos, sur les saisons stellaires, sur notre rythme planétaire, sur notre biorythme ; ces choses mesurées par des instruments spécifiques, appartiennent à des spécialités scientifiques comme l'astrophysique, l'astronomie, la climatologie, la biologie mais elles sont également lues par notre être global. Nous les lisons sans en avoir conscience et nous n'en tenons pas compte parce que cela n'entre pas dans nos besoins immédiats pour vivre notre quotidien. Ces informations sont malgré tout conservées temporairement dans nos organes, grâce à nos émotions et plus particulièrement via les hormones qui servent à gérer nos émotions. Les émotions produites par nos sens ou abstraites -nées de la sensibilité artistique- conservent et stabilisent notre mémoire, laquelle est activée par notre conscience.

L'auteur de littérature française Marcel Proust et sa célèbre description de la madeleine se délitant dans un thé parfumé, a délicieusement compris ce phénomène magique, car au sens pratique, la situation d'une madeleine dans un thé peut se reproduire autant de fois que l'on prend un thé, mais psychologiquement, le souvenir ne se manifestera qu'en créant des circonstances émotionnelles semblables à celles qui existaient au moment où l'émotion s'est inscrite en lui ; cette reconnexion entre le passé et le présent est l'action de la conscience. Or, ce souvenir bien qu'intime à l'auteur est devenu un symbole de la magie du souvenir authentique, du « souvenir conscient », permettant de raviver avec spontanéité et sincérité l'effet physique et affectif déjà vécu ; c'est son enfance autant que la nôtre que Proust nous rend accessible en un court instant grâce à la description détaillée du réel, au « partage conscient » d'un instant de son histoire.

La Conscience s'établit par les sens et certaines glandes du corps, c'est pourquoi il est bon d'avoir une sensibilité corporelle affinée, pour ensuite l'élargir à la sensibilité de l'âme capable d'accéder à d'autres concepts, d'autres « fantaisies ». Je me permets ce rapprochement humoristique avec les contes fantastiques (Fantasy), puisque personne ne peut ressentir la même chose exactement, notre conscience et notre sensibilité nous sont propres, ce qui nous autorise à penser que nous sommes un individu unique et que toute expérience personnelle peut sembler illusoire ou fantaisiste aux autres. Chacun d'entre nous est son propre centre de conscience, sa propre origine d'objectivité bien que nous ayons dans la majorité des cas les mêmes fonctionnements physiologiques, notre discernement et notre interprétation est unique, pourtant nous verrons qu'il existe des moyens d'inclure l'autre en Soi. « Je suis » un autre vous-même, une variante du processus humain d'évolution.

Qui est capable de conscience ?

La conscience sert également à dévoiler les intentions, à anticiper les conséquences d'un acte ou d'une situation par projection analytique intuitive ; comme des statistiques avec des chiffres, sauf que dans ce cadre précis, les données sont les intentions et les émotions de la personne, le cadre dans lequel la situation se produit et l'énergie du lieu, la ligne directrice est l'intention. C'est par elle que l'on « déplie » une situation passée, présente ou à venir dans son cadre énergétique conscient. On peut élargir à autant de champs d'investigation qu'on le désire ; toute chose peut être lue par la conscience, à condition d'établir un cadre défini de recherche. La conscience évidée de prétentions personnelles, devenue neutre, sert de microscope ou de macroscope omniscient. Cependant en tant qu'humains nous ne sommes pas omniscients, aussi faut-il apprendre à limiter sa curiosité à des sujets que nous pouvons aimer et accepter sans nous blesser intérieurement ou bien accepter de se vider d'une part de ses préjugés pour élargir son champ d'ouverture à la conscience. La connaissance, le langage et la mauvaise utilisation d'une vérité peuvent blesser. Connaissance sans conscience est dangereuse, mais une conscience trop gourmande est tout aussi nuisible.

A chaque niveau de savoir et d'expérience correspond un niveau d'appropriation du monde. Le nourrisson n'a pas la même utilisation de sa conscience qu'un maître boulanger, un homme politique ou un extra-lucide. Selon notre activité, nos connaissances, les relations thématiques ou logiques qui organisent notre pensée, nous aurons une approche particulière qui nous conduira à appliquer notre savoir, nos compétences avec plus ou moins de responsabilité, d'implication. Développer de la prudence, de la compassion pour soi-même et de la tolérance pour les comportements et les raisons des autres semble nécessaire pour ne pas s'alourdir ni se dégoûter de la diversité des mondes chargés d'ignorance ou d'aveuglement.

Parfois la conscience rend triste des carcans. La médecine, par exemple, étudie les organes sous l'angle de leur fonction physiologique, de leur utilité pour la digestion, la mobilité, la sensibilité des sens et l'orientation, bien qu'ayant évoluée techniquement, elle ne peut pas vérifier notre niveau de conscience, elle se résume à constater notre état d'éveil physiologique et cérébral. Elle ne sert pas à établir la qualité de notre conscience, n'a développé aucun outil pour juger ni de notre intelligence, ni de notre aptitude à conscientiser nos savoirs et à les appliquer. L'homme crée d'excellents outils pour voir le cerveau fonctioner en temps réel mais la conscience reste invisible, elle n'est même pas discutée. On médicalise, on obture, on ouvre, on retire les organes et les glandes dès lors qu'ils sortent de la taille standard et l'on considère les personnes dont la morphologie ou les fonctionnements physiologiques sont différents comme des « phénomènes ».

On pourrait penser que les sciences humaines ; la psychologie, la psychanalyse et les techniques de développement personnel servent à raffiner la conscience, mais ce n'est pas le cas. Ces sciences étudient les organes et les fonctionnements physiologiques dans le cadre de la construction mentale, de la logique intellectuelle et de l'expression des émotions afin de créer des normes sociales et comportementales. Celles-ci établissent des fonctionnements types qui servent à encadrer les comportements humains « naturels », à ce titre il y a des gens qui entrent dans le cadre intellectuel, émotionnel, social et d'autres qui ont des difficultés à s'inscrire dans ce cadre et que l'on considère déficients. On peut être déclassé parce que l'on ne répond pas à une situation par la forme émotionnelle ou intellectuelle approuvée par la société.

Par exemple, lors d'un deuil vous devez vous sentir triste et démontrer votre douleur. Si ce n'est pas votre sentiment immédiat, que votre attitude est stoïque, on peut s'inquiéter du niveau d'empathie dont vous faites preuve, on peut douter de votre sensibilité ou de votre capacité à aimer vos proches ou bien on peut estimer que vous êtes tellement blessé que vous êtes dans l'incapacité de trouver la force d'une réaction émotionnelle adéquate. L'expression des émotions est codifiée : trop d'intensité vous met dans la catégorie des hystériques, pas assez d'intensité émotionnelle vous pose dans la condition des personnalités froides. Les formules pour exprimer vos émotions sont également préétablies, il ne faut pas dire que l'on est heureux si l'on va à un enterrement (même si c'est le cas) alors que socialement on peut se réjouir de la mort de certaines personnalités indésirables, il est pourtant malsain de parler de la mort et mal venu de dire ses véritables sentiments.

Le conditionnement humain est pervers ; d'une part il est interdit de mentir - c'est un délit juridique partout dans le monde- les religions considèrent que le mensonge est un acte dégradant, il est appelé pêché, mais d'autre part, vous ne pouvez pas être honnête avec vos sentiments en toutes situations parce que cela sera considéré comme une impolitesse ou une folie. La vérité est souvent **tabou** (interdite) c'est-à-dire qu'on ne peut pas la dire sans y être autorisé par des circonstances ou des personnes, ni la taire si l'on choisit d'être authentique et vrai avec soi-même.

Dans le cadre de cette schizophrénie ordinaire, beaucoup de gens finissent par déprimer, faute de pouvoir conserver une bonne relation avec leurs sentiments profonds tout en ayant des relations sociales ou affectives sincères. Il n'est pas facile de faire le grand écart entre ce que l'on ressent vraiment, et ce que l'on doit aux autres pour répondre à leur besoin de confort psychologique et social. Nous avons donc inventé des mots pour nommer l'abîme qui sépare la réalité intime et la vérité sociale normative : l'hypocrisie.

C'est un must en matière d'intelligence sociale mais, celui qui n'apprend pas l'hypocrisie est-il déficient ? Nous vivons dans une société frustratrice où on ne doit pas démontrer de satisfaction : c'est inconvenant, le bonheur dit-on doit rester caché de peur qu'il ne soit dégradé. N'est-ce pas du cynisme puisque l'on a obtenu la réalisation de tous les rêves des générations antérieures ? Le cynisme n'est-il pas la négation de l'attitude positive ? Alors pourquoi s'étonner que les gens soient déstructurés, cassés à l'intérieur ?

Il arrive un moment dans la croissance d'une personne, où elle a besoin de se sentir bien avec elle-même, en sécurité dans son environnement intérieur. Or le mensonge -qu'il naisse d'une politesse sociale ou du décalage entre les sentiments et les pensées intimes- fragilise le psychisme. La psyché ou psychisme est le cadre abstrait de l'expression des pensées et des sentiments. Le manque d'authenticité fait fluctuer l'image psychique que l'on a de soi-même, ce qui produit de la culpabilité, c'est-à-dire un blocage entre le subconscient et la conscience de veille, rendant notre perception de nous-même floue.

Lorsque les autres et les normes décident en permanence de ce qui est vrai, possible, réel pour soi, on ne se reconnait plus. Donc - tôt ou tard- la personne en bonne santé mentale doit se confronter aux normes et choisir celles qui lui correspondent et celles qui ne s'adaptent pas à ses choix personnels. Cette attitude mentale salutaire est un acte de Conscience de Soi, qui ouvre la porte à ce qui n'a pas été reconnu, qui est refoulé, les secrets, les tabous intérieurs, toutes ces choses conservées dans le manque de clarté et de reconnaissance, captés par l'Intelligence, conservés par l'énergie du corps et lus par la Conscience.

Etant donné que toutes les normes ne peuvent pas nous convenir, ceux d'entre nous qui ont la force morale de choisir leurs attitudes morales et sociales prennent naturellement le chemin de l'équilibre intérieur, de l'harmonie avec eux-mêmes par la reconnaissance de leurs besoins. Ce chemin de clarté ne signifie pas que les relations avec les autres vont -d'un coup de baguette magique- devenir plus authentiques ou faciles. Ce n'est qu'après avoir réglé les conflits intérieurs ou extérieurs que l'on retrouve des relations équilibrées ou hypocrites et assumées avec les autres. Chacun a un droit d'expression ou d'indifférence, des opinions et des croyances, des sentiments, des normes structurelles et nous ne pouvons pas contraindre autrui à partager notre vérité.

Cette vérité subjective est d'ailleurs le résultat d'une mise en lumière limitée à notre capacité de prendre conscience et à rester intègre au processus d'éclairage des différentes facettes de notre personnalité, de notre âme, de notre conscience. Dans les Ecoles des Mystères, les ordres initiatiques on encadre ces pérégrinations intérieures qui sont marquées par différents paliers. Les femmes y sont rarement conviées, on les accepte dans le rôle mystique de « saintes » ou de « mères » mais rarement en tant que « conscience » à part entière.

C'est sur la base de l'esprit d'égalité des droits et la libre expression que nous pouvons créer des ponts avec l'autre en fraternité. C'est sur cette plate-forme psychique et affectueuse que je vous invite à me rencontrer en conscience.

Chapitre 1

Conscience et alimentation.

Nous avons évoqué le lien entre les émotions et la mémoire, nous approfondirons maintenant notre rapport au corps, aux souvenirs, à la culture gastronomique. Toutes ces choses créent notre chair, nos émotions, elles forment le socle de nos liens familiaux et sociaux, territoriaux et culturels ; notre conscience se construit à partir de ce que nous sommes et il se trouve que nous sommes ce que nous mangeons, buvons et respirons. Nous sommes à l'image des arbres, nés sur un terroir, ancrés à nos valeurs ou telles les plantes en pot, nomades, aptes à l'adaptation. Dès le départ ces attitudes vont organiser notre ouverture au monde, notre tolérance à l'Autre, notre sens de l'orientation.

-L'influence des saveurs sur la Conscience :

Aujourd'hui nous considérons que manger est un acte banal, presque trivial parce que cela nous coûte peu d'efforts, peu d'investissement personnel. La majeure partie du temps les populations urbaines se nourrissent de plats préparés ou pris sur le pouce. Le plaisir du repas est réservé aux moments des retrouvailles amicales ou familiales qui se raréfient. La segmentation des tâches, la standardisation des recettes et l'appauvrissement gustatif des ingrédients, donne au repas un aspect hygiéniste, on mange par devoir, par habitude plus que par goût ou pour honorer nos sens et notre âme. Manger n'est plus une fête d'abondance, un moment sacré, un espace de partage pour la plupart d'entre nous c'est devenu un acte pauvre en calories, en couleurs et en plaisir.

Pourtant notre corps, lorsqu'il ne souffre pas d'une déficience d'un sens, est naturellement doué pour prendre du plaisir, en conserver la mémoire et la transmettre à son tour. L'hippocampe est la zone du cerveau spécialisée dans le stockage des informations concernant les lieux et les souvenirs, il est capable de créer de nouveaux neurones quel que soit notre âge, en revanche lorsqu'il est déficient nous perdons l'orientation et la mémoire, ce qui correspond aux premiers symptômes de la maladie d'Alzheimer. Se rappeler des lieux où l'on trouve de la bonne nourriture, des « coins » pour la pêche, la cueillette et le ramassage de choses comestibles est inscrit dans notre fonctionnement cérébral inné : nous sommes liés à la Terre par notre cerveau, or nous n'utilisons plus cette aptitude, alors elle se dégrade. Chaque organe mal utilisé ou surexploité produit une maladie, nous sommes malades de la mauvaise compréhension de notre biologie et de l'abus de choses chimiques ou exotiques pour compenser ce reniement. Notre biologie est faite pour l'effort et le réconfort, pas pour la paresse ni le laxisme. Ceci dit, voyons comment les goûts créent nos cultures, nos traditions, et nos souvenirs !

On pense que le sucre est né aux Antilles ou à la Réunion mais il est présent dans la majeure partie des légumes et des fruits, et l'on en trouve des traces minimes dans les viandes lorsque les animaux mangent de l'avoine et des aliments naturels. Le sucre n'est pas mauvais, mais il nous conditionne et nous rend dépendant. Mes premières expériences de conscience concernaient cet élément ; j'avais environ six ans lorsque j'ai eu besoin de me sevrer du sucre et de laisser les douceurs et les fruits que l'on me donnait au goûter. Je me suis aperçu que ma perception et mes sens était bien plus aiguisés lorsque je n'avais pas consommé de produits sucrés. J'étais plus calme, plus attentive et moins affamée le soir, car le sucre est un enzyme qui augmente le taux d'insuline dans le sang, donnant une soudaine envie d'activité ou provoquant de la colère, creusant la faim. Les gens dont le pancréas et la vésicule biliaire sont sensibilisés à l'insuline deviennent plus rapidement diabétiques, cela se traduit par de l'irritabilité environ une demi-heure après l'ingestion d'une denrée sucrée (bonbon au sucre, chocolats, calissons, pâte de fruits, loukoums et autres douceurs). La consommation de sucre doit se faire de préférence à la fin d'un repas, après avoir consommé des fibres qui vont empêcher l'absorption directe du sucre par le sang. Il faut dire que le sucre est un excellent activateur musculaire, c'est un luxe pour donner de la puissance au muscle immédiatement et du réconfort psychologique dans la mesure où sa consommation augmente la sérotonine, l'hormone de la Récompense. On enregistre le goût du sucre dès l'enfance, par le lait maternel ou les aliments pour bébés.

Pour notre corps, le goût sucré signifie que nous sommes forts et confiants dans nos ressources, nous avons du « répondant » musculaire, intellectuel et psychologiquement, le sucre augmente le taux de sérotonine – un neuromédiateur de la tonicité et de l'apaisement- Le sucre rend tonique à être tolérants puisqu'une fois rassasier notre animal intérieur est pacifique. Pourtant, en consommer sans raison et hors proportion nous met psychologiquement et physiquement dans l'état inverse ; nous sommes insatisfaits, brusques, immatures dans nos décisions et nos caprices, dépendants vis-à-vis de l'extérieur pour nous aimer, tels des petits enfants. Donc, lorsque vous manquez d'auto-estime, vous pouvez ajouter un petit peu de douceurs dans votre mode de vie, mais si vous vous sentez en défaillance affective ou psychologique il est préférable d'opter pour une petite diète sans sucre, pas même de sucrette, car ce qui compte est l'absence du goût sucré pour passer le passage un peu ingrat de l'enfance à l'adolescence psychologique.

Le goût salé est actuellement très en vogue : chips cacahuètes grillées, et autres encas préfabriqués correspondent tout à fait à nos mœurs individualistes. Manger exclusivement salé rend avide de connaissances, prêt à gravir des montagnes, apte à reconnaître les opportunités. Le salé active nos sens, les aiguisent et nous rend attentif, aux aguets. Les consommateurs exclusifs de produits salés tels que les fromages à pâte sèche, viandes et jambons secs, amateurs d'odeurs marquées, aiment les situations de conflit et les tensions qui leur permettent d'exprimer leur sentiment de supériorité, leur capacité à dominer. « L'animal intérieur », lorsqu'il est capable de se nourrir de salaison est devenu un carnassier, il n'est plus un simple brouteur d'herbe ou récolteurs de fruits, il est apte à la castagne, il peut manger de la viande même boucanée ! C'est la preuve qu'il a grandi, qu'il est musclé. Cette autosuffisance psychologique s'accompagne d'un appétit insatiable pour les grignotages salés. Le salé ne produit pas d'effet de satiété, au contraire, il est utilisé pour ouvrir l'appétit, d'où le fait que l'on propose des « amuses bouche » de préférence salées à l'apéritif. L'habitude de consommer ces produits à toute heure et quelles que soit les quantités a des conséquences sur les reins car le sang tolère bien un taux de sel élevé de temps à autre - certaines eaux naturelles contiennent du sel et tonifient- mais il faut penser à boire de l'eau sans sel pour équilibrer ce taux et nettoyer les reins des accumulations. Le sel est un cristal, utile pour stimuler, réchauffer, activer la tension sanguine mais il cause également des hyper-tensions artérielles, c'est-à-dire une tension anormale des artères qui transportent le sang, favorisant des problèmes de thyroïde, des hémorroïdes, ou bien engendrant des maux de têtes, des douleurs articulaires, des infarctus ou des caillots dans le cerveau. Une hypertension passagère causée par une grosse émotion, un drame, n'est pas grave, en revanche l'accumulation du stress et la consommation anormale de sel auront pour conséquences des violences verbales, une insatisfaction chronique, on pourra ressentir de l'impatience dans les situations où l'on est en attente et impuissant. Le salé développe l'autosatisfaction et l'impression d'être supérieur aux autres. Ainsi, si vous manquez de confiance en vous, consommer une eau naturellement gazeuse peut contribuer à rétablir votre assurance dans votre perception de vous-même. Et si vous êtes facilement agacé par le comportement « lent » de tout le monde autour de vous, peut-être est-ce vous qui êtes un peu anxieux et tendu. Je tiens à préciser en passant que ni le sucre, ni le sel ne soignent les dépressions et que l'irritabilité est une marque d'impuissance, cela peut-être le premier symptôme d'une vulnérabilité intérieure.

L'acidité aide à se sentir propre, pur, aimable. Boire un jus de citron est recommandé dit-on pour être en bonne forme et avoir une belle peau. C'est un fait qui n'est pas avéré médicalement, mais ceux qui consomment des agrumes naturels savent l'effet désagréable qu'il a sur les papilles gustatives et l'effet réconfortant qu'il produit sur le système limbique (système de la digestion et de la purification du sang). Le goût acide ne correspond pas toujours à un effet acide dans le corps, au contraire. Par exemple, la banane-fruit a un goût gras et sucré, mais elle est acide lorsqu'elle est assimilée par le corps, tandis que le citron jaune bien qu'ayant un goût acide n'est pas acide lorsqu'il est absorbé par le sang. Donc notre goût et nos préférences peuvent nous tromper sur la véritable nature des éléments qui sont bénéfiques. L'acidité rend plus léger, plus intelligent et de bonne humeur. Les légumes racines tels que le radis noir ou certains fruits comme l'acerola sont des merveilles pour purifier les sens et le corps sans douleur, à consommer avec modération néanmoins, parce que c'est efficace et rapide. Autrefois nos ancêtres faisaient des cures de détoxication en consommant des légumes pour remettre l'organisme au top de ses fonctions, et les gens qui aiment être en bonne santé devraient y recourir de temps à autre, spécialement avant et après les fêtes. Avant les fêtes, cela prépare l'organisme à anticiper les excès, et après les fêtes, le corps reprend sa vitalité. Je suis semi-végétarienne mais bonne vivante !

L'amertume est le goût du vivre ensemble. Je ne l'ai pas découvert tout de suite, c'est en voyageant que je me suis aperçue que le gout amer réunit les gens en communauté. On pense que le sucre est le plus approprié, culturellement cela nous semble logique de partager sur le mode de l'enfance, mais dans les autres cultures, ce n'est pas toujours le cas. Les adultes expriment leurs affections par le partage de l'amertume, ce qui est assez logique puisque c'est aussi ce qui rappelle la désillusion, la maturité, l'acceptation des responsabilités. Le goût amer -c'est paradoxal- rend joyeux, je ne sais pas si cela est valable pour tout le monde, mais j'ai eu plus d'énergie et d'élan d'enthousiasme en consommant cette amertume, on la trouve par exemple dans le café, le chocolat fort en cacao, et je l'associe à la convivialité, à l'assurance, à l'amitié. Cette convivialité permet de se sentir en phase avec les autres, donc bien avec soi-même, puisque l'autre est le miroir idéal pour se rendre compte de nos propres chances et de nos faiblesses. C'est vrai que les gens ne sont pas toujours bienveillants, mais le défi humain consiste à résister à l'amertume pour devenir un maître de sa conscience, quelqu'un qui choisit ses souvenirs et ses émotions : quelle meilleur support que l'amertume elle-même pour créer du bonheur ?

Enfin, je vais ajouter pour le plaisir de l'âme un goût typiquement japonais, que j'ai gouté à travers une extension de conscience et qui ressemble au goût de l'amour inconditionnel : **l'imami.** C'est un goût que l'on trouve dans une préparation à base de soupe de morue râpée et séchée à laquelle on ajoute une algue laminaire brune - le kombu- lui-même épluché, séché et macéré durant plusieurs années. Cette préparation est à la fois grasse, légère, salée et à peine sucrée. Imami est considéré comme une forme d'aide à la conscience tels l'ayahuasca ou le peyotl, sans les effets hallucinogènes des autres substances. La combinaison des différents goûts entraîne une ouverture des sens et de la conscience en remplissant chaque aspect de nos besoins physiologiques fondamentaux à la juste dose, ouvrant nos sens à un autre niveau d'extase culinaire.

Je suppose qu'il faut déjà être un peu préparé à la nourriture japonaise, qu'une personne trop enfermée dans des stéréotypes de goûts ne pourrait pas prendre la véritable mesure de l'amour et de la patience que contiennent cette préparation - utilisée en petite quantité dans d'autres plats ou dans les soupes-. Encore faut-il consommer la véritable préparation, et non les ersatz, car cela peut être une préparation trop salée et avoir des conséquences sur la thyroïde et la tension artérielle, surtout pour les gens sensibles. Elle a laissé en moi la sensation de goûter à l'âme de la Terre, à son Cœur Sacré.

Le goût fermenté est extrêmement régénérateur, stimulant et bon pour la santé mais, c'est un goût auquel il est nécessaire de s'éduquer. Tant que l'on vit avec des besoins émotionnels enfantins, il est possible qu'il ne soit pas apprécié. Ce n'est pas difficile à assimiler, certaines préparation asiatiques sont très agréables et fraîches, notamment les astringences des radis noirs avec certains vinaigres mais les fermentations lactées ne sont pas toujours agréables olfactivement aigrelettes. En revanche, les fermentations agissent sur le thymus et facilite l'ouverture du centre du cœur. Le goût fermenté -sans en abuser- rend responsable et serein, l'esprit ouvert et bien disposé, pacifique. C'est un moyen plus facile que des kyrielles de mantras pour expérimenter l'ouverture du centre du cœur.

Le goût iodé est associé au goût salé, pourtant on le trouve dans des teintures d'iode, certains médicaments et à l'état naturel dans les fruits de mer, les poissons, les algues et l'air marin qui ne sont pas salés mais précisément baignés d'iode. L'iode est un stimulant des glandes thymus et thyroïde son effet sur la psyché est de stimuler l'enthousiasme ; les gens nés au bord de mer, dans des zones iodées, sont par nature extraverties et gaies, courageuses et entreprenantes, confiantes. L'iode permet de conserver un taux d'optimisme plus élevé et d'affronter les problèmes avec ténacité et pragmatisme. Une surexposition à l'iode fait augmenter les problèmes thyroïdiens, et une sous-exposition rend apathique, dépressif, porteur d'hypothyroïdie, ce qui induit aussi des goitres. Ce problème provient directement d'une sous-nutrition de la thyroïde ou secondairement de l'hypophyse dont nous verrons ensuite qu'elle régule le sommeil et les flashs de conscience spontanés (« insight »). L'iode est un facteur essentiel pour l'illumination et les prises de conscience, on dit communément qu'une promenade en bord de mer « remet les idées en place », apaise les problèmes émotionnels puisque effectivement respirer l'air iodé change les perspectives hormonales des glandes qui servent à stimuler la conscience, entraînant un renouveau physiologique, un regain d'énergie, une meilleure captation des idées.

La texture grasse a aussi un effet très spécifique sur notre conscience, elle aide à l'apaisement. Je suppose que c'est pour cette raison que la majorité des plats conviviaux sont cuisinés avec des matières grasses ; de l'huile végétale (huile de graminées, huile de fruits secs, huile de fleurs ou de fruits gras comme la noix de coco, l'avocat) ou une texture grasse (beurre, graisse de volailles ou de viande sèche comme le lard). Elle a le même impact sur notre conscience lorsqu'elle est ingérée ou lorsqu'elle est utilisée directement en massage sur le corps. Faire couler des matières huileuses, dorées, odorantes est un plaisir visuel autant que tactile. Certes l'effet collant de l'huile peut être embarrassant, mais pour de courtes pauses, l'huile est une caresse pour le cœur et la conscience, un unificateur, un harmonisant entre les aspects externes et les aspects intérieurs de l'être. Contrairement à ce qui est courant de penser, l'huile n'est pas mauvaise, la cuisson des graisses en revanche, entraîne une difficulté d'absorption pour le sang parce qu'il y a un changement chimique des molécules. Le corps aime les graisses liquides crues, mais il n'aime pas les graisses cuites ou frites. Pourtant, avouons c'est super bon au goût et tellement réconfortant ! Une petite crêpe ?

La texture moelleuse rend généralement gourmand et bavard ; elle rappelle la période de la petite enfance, les potées et les purées, les terrines d'été et les flans, les gâteaux et les gougères, les gelées sucrées qui rendent joyeux, les fruits mûrs et parfumés. C'est un réveil de nos souvenirs lointains, des plaisirs vécus avant la notion de tabou et le cadre de la raison obligeant à tenir un équilibre alimentaire et à manger selon des horaires socialement orchestrés. Les petits-enfants mangent selon leur bon plaisir, l'appétit du moment et l'appétissante odeur des mets qu'on leur tend. Ils n'ont aucune notion de ce qu'ils vont manger, aucune expérience préalable ni table des matières, mais la texture moelleuse est tendre et affectueuse, elle se colle délicieusement sur les papilles, elle se déglutie sans efforts pour des gencives à peine dentelées. Ils l'écrasent entre leurs doigts et elle restera associée au réconfort et au contrôle d'une situation agréable. Pour cuisiner cette texture, le geste est de lier les ingrédients entre eux, les unissant en un appareil homogène, par extension cela se produit également entre les convives lorsqu'ils les dégustent. Partager des mets moelleux continuera de réconforter tout au long de la vie, c'est une texture nourricière pour l'âme lors des situations de doutes ou de tristesse : pains perdus et calissons vous saluent bien !

La texture croustillante donne envie d'en consommer, de casser avec délectation les angles des « croustillances » dorées. Combien de fois nous sommes nous vus emportés par l'avidité de la danse des dents survoltées pour happer les graines de tournesol, croquer les noisettes, les noix de cajou ou les cacahuètes grillées ? Le croustillant d'une belle pâte feuilletée peut-il être oublié ? Et les chips ? Qui renie l'envie incroyable qu'elles suscitent alors même qu'on sait qu'elles ne servent à rien pour notre alimentation ? Le croustillant est un délicieux piège à gras, sucre et autres associations hélas délicieuses et tellement mauvaises pour notre estime. Croustiller réveille notre curiosité, la langue et le palais pensent ensemble que le prochain morceau sera encore meilleur, plus dodu, plus voluptueux car soyons clair, croustiller n'est pas manger, à moins d'aimer s'alimenter d'air ! C'est si léger que je n'ai déjà plus rien à me mettre sous la dent !

Les liquides servent à remplir l'estomac, à nourrir profondément. Reste que parfois le liquide n'est pas si nourricier, c'est donc une texture à bien différencier en nourriture ou en boisson. Lorsque nous sommes bébés nous associons les deux et cela reste un moyen simple de se nourrir avec du lait et des bouillies de céréales. Depuis les temps reculés du néolithique la soupe et les potages, les laits parfumés et les boissons de racines fermentées font partie de nos habitudes alimentaires traditionnelles, y revenir rend sage, posé, tranquille, lié à notre histoire. Avez-vous ressenti le réconfort d'une soupe après un long effort? Vous rappelez-vous le silence religieux qui s'installe autour d'un potage ? Qu'il s'agisse d'une soupe de poisson ou d'un mouliné de légumes, on aime recevoir sa part et communier à cet instant chaleureux : retour fugace à l'ancestralité, à des racines si anciennes, qu'elles nous unissent à l'humanité.

La texture fibreuse -à l'inverse de la texture liquide- demande d'avoir des dents et de s'y accrocher pour arracher et détruire muscles, chairs et fibres. Il faut être solide et fort de mâchoires pour consommer ces denrées ; des gibiers, des poissons à cartilages, des viandes qui n'ont pas été transformées, travaillées et attendries. L'âme, en consommant cette texture, cherche à se vivifier, s'abreuver à l'énergie vitale d'animaux forts : soient qu'ils sont plus gros que nous, soient qu'ils sont carnivores et rapides. Nous cherchons à nous attribuer la force et la puissance des animaux à la manière des rituels anciens, notre subconscient veut trouver l'énergie pour survivre en augmentant son potentiel et en s'alimentant de la puissance musclée et fibreuse d'êtres qu'il domine. Lorsque l'on donne à nos enfants cette texture, cela leur transmet inconsciemment l'intention qu'ils doivent se sevrer et devenir autonome et forts. La languette de jambon sec ou de jambon blanc pour grignoter, le steak ou le hamburger au goûter deviennent ensuite le cadre d'une obligation morale afin de toujours se montrer responsable, fort et autonome.

Je me rappelle qu'au départ, lorsque mon époux et moi avons changé d'alimentation, mes beaux-parents étaient affolés par l'idée que nous ne pourrions pas être nourris correctement, comme si le fait d'abandonner la viande et ses dérivés était un retour à l'infantilisme ou à l'entrée dans une secte. Il est difficile pour les carnivores convaincus d'imaginer la liberté que l'on offre à son corps et à son esprit en n'acceptant plus de se nourrir de souffrance et de mort. Le cadre psychique de la peur de la mort s'éloigne progressivement, on se met à faire et penser les choses différemment, peut-être que le fait de se nourrir de nature qui pousse, qui renaît et qui donne des fruits, rend plus optimiste, plus léger et moins soumis à l'abattage obligatoire des sentiments, des idées et des corps. Le cycle de la croissance s'étire psychologiquement vers le ciel, telles les tiges des graminées qui fluctuent joliment au vent.

-Les effets physiologiques des stimulants et des substances hallucinogènes.

Nous consommons chaque jour des produits dopants plus ou moins légaux.

Le café, le thé, le chocolat noir contiennent de la caféine, un cardio-tenseur, qui augmente notre rythme cardiaque. Cet effet stimulant donne la sensation d'être plus rapide, en fait c'est seulement notre flux sanguin qui est plus tendu et rapide. Cette augmentation de la tension artérielle entraîne de la fatigue lorsque d'autres stress s'ajoutent, le système nerveux se sent vulnérable lorsqu'il est surexploité. Cependant ces aliments ont également des substances euphorisantes, qui donnent le sentiment d'aller mieux lorsqu'on les consomme.

L'alcool est une forme de sucre, il donne donc un sensation de recharge intérieure et de détente immédiate comme les sucreries et les desserts. Le processus de gestion d'une grosse quantité de sucre surcharge les organes de la fonction biliaire (digestion et stockage des sucres) ; le foie, la vésicule biliaire, la rate, le pancréas et le duodénum.

Les plantes et les substances chimiques tels le LSD, la cocaïne agissent sur les glandes endocrines qui produisent les hormones régulatrices de notre métabolisme : température corporelle, cycle veille/sommeil, réactions aux odeurs hormonales (phéromones), régulation de l'appétit, gestion des cycles reproductifs. En réduisant la production de mélatonine (hormone gérant la capacité de transition entre la veille et le sommeil, et l'attention) ou en augmentant la sérotonine, la dopamine qui sont des hormones de tension ou de récompense, ces substances agissent sur nos émotions et sur notre perception ainsi que sur nos capacités cognitives (intelligence et réactivité intellectuelle).

Toutes ces substances sont éliminées par le sang et les reins mais ils laissent des résidus chimiques stagnants dans l'intestin et les organes de la digestion. Les textures et les goûts ont un impact physiologique et psychologique sur celui qui les consomme. Aimer se nourrir et prendre conscience des addictions, des préférences que l'on développe permet de mieux se connaître et éventuellement de retrouver un meilleur équilibre psychologique. Cet équilibre psychique accompagne une vision de la vie plus optimiste et créative, entreprenante. On sait que la France est réputée pour sa gastronomie et sa créativité, peut-être n'est-ce pas un hasard ?

L'intérêt de la détoxication ?

Nous venons de voir l'impact des goûts et textures sur notre sensibilité émotionnelle, alors il semble logique de traiter nos organes internes avec la même hygiène que nos membres extérieurs. Il est coutume de prendre soin de soi, de se laver, de se masser, d'utiliser toutes sortes de crèmes pour se raser, s'épiler ou s'hydrater. Et de temps en temps, pendant les vacances ou lorsque des circonstances nous en empêchent nous changeons de routine.

On peut imaginer que la détoxication s'inscrit dans un processus semblable de repos, de vacuité et de mise à plat des routines gastronomiques qui contraignent nos organes à travailler tous les jours et même la nuit. On dit de la détoxication que c'est un processus d'économie de l'énergie que nous attribuons à notre digestion. De nombreux organes servent à ce processus délicat et majestueux : d'abord vous sentez les odeurs qui ne tardent pas à réveiller vos papilles, celles-ci se mettent à anticiper les aliments car votre odorat à reconnu l'aliment et déjà mentionne le type de préparation et la fraîcheur potentielle de celui-ci. L'estomac reçoit par la déglutition les enzymes de la salive, l'estomac sait quel type de sucs il doit produire. Ensuite commence la barbarie…on mastique, on mâche, on déchire, on détruit : tout doit être réduit en miettes minuscules pour préparer la prochaine étape : la division enzymatique.

Chaque partie de l'aliment est réduite à son enzyme, à l'essentiel. Et les organes du corps vont ensuite recevoir leur part de cette manne énergétique. Chaque organe est spécialisé, il travaille seulement les produits qu'il peut transformer, stocker, intégrer à ses autres fonctions. Le foie par exemple ne sert pas uniquement à repérer si vous êtes alcoolique ou si vous avez trop consommé de chocolat…la crise de foie est l'inflammation de cet organe qui est obstrué par des quantités d'enzymes qu'il n'arrive pas à traiter rapidement. Le foie est aidé dans son travail d'intégration des substances moléculaires par les glandes surrénales, la vésicule biliaire, le pancréas, la rate et le duodénum. Malgré cette symbiose des organes entre eux, il advient –avec le temps- une certaine usure, une fatigue de cette machine impeccablement réglée. La détoxication est un moyen simple de réduire le travail de notre système digestif au minimum durant quelques jours afin qu'il se revitalise.

Quels avantages peut-on tirer d'une détoxification ?

Nous nous sommes intéressés au fonctionnement des organes du système digestif, puisque nous venions de décrire les goûts et les plaisirs de la culture culinaire, mais la détoxification ne concerne pas uniquement ces organes complexes. Le système digestif alimente le système limbique, c'est-à-dire les échanges d'eau du corps, le système sanguin, qui alimente en air et en microéléments l'ensemble des autres systèmes et il agit directement sur la production hormonale. Nos aliments sont des fruits, des fleurs, des noix, des animaux ou des poissons, tous porteurs d'hormones. Les hormones sont des substances produites par le corps des êtres vivants pour croître et communiquer son état de santé, ses désirs, ses prédispositions, son alimentation.

Elles produisent des effets chimiques qui deviennent des émotions et déterminent notre odeur. Autrement dit, ce que nous mangeons, respirons, buvons crée réellement, physiologiquement nos impulsions et nos relations d'attirance ou de répulsion. Vous comprenez alors que dans une démarche d'auto-connaissance il est bon d'éliminer les vieilles émotions, les fameuses « toxines », c'est-à-dire les résidus d'enzymes naturels ou chimiques que nous introduisons quotidiennement dans notre corps, afin qu'il se dégage des dépôts antérieurs.

Les avantages d'une détoxication sont variés ; cela permet de se sentir allégé physiquement et reposé psychologiquement puisque le repos gastro-intestinal est bénéfique, il ralentit la sensation de la « course au temps », les relations hormonales ne se succèdent plus d'un repas à l'autre, ce qui facilite la relation corps/sérénité. Ensuite il y a des bénéfices plus visibles tels qu'une amélioration de la qualité de la peau, un éclaircissement du teint, une meilleure élasticité des articulations, car le sel et la poudre de calcium contenus aux jointures articulaires s'éliminent facilement lorsque les autres nutriments sont absents.

Il n'est pas nécessaire de faire de longues pauses alimentaires ; 2 ou 3 jours suffisent pour ressentir des effets bénéfiques. En continuant sur plusieurs semaines, il faut être accompagné d'un soutien médical, d'une personne de confiance car on peut souffrir de crampes, de malaises physiques ou psychologiques, de syndromes d'angoisse qui sont tout à fait normaux et correspondent à l'élimination des strates les plus anciennes des sédiments nutritionnels et des habitudes de secrétions.

Le sevrage alimentaire des substances habituellement consommées entraîne le dévoilement physique et subconscient de nos attaches profondes et affectives aux aliments. **Se purifier n'est pas anodin,** cela peut déclencher des révélations sur nos mécanismes cognitifs (mécanismes de la pensée logique) et dévoiler l'origine de certains de nos comportements affectifs ou impulsifs. L'alimentation est une drogue du corps et de l'esprit pour voiler la conscience, lui donner des limites, l'inscrire dans un cadre : la réalité. En changeant d'aliments, on transforme les liens tissés avec notre groupe familial ou social ; se priver d'aliments pendant quelques jours est une épreuve psychologique plus que physiologique. L'habitude de cette pratique autorise à étendre le temps des abstinences alimentaires mais on doit rester attentif à ne pas déclencher des déséquilibres lors de la reprise alimentaire. Donc, il vous revient d'être respectueux de votre corps et de le purifier sans le mortifier. La boulimie ni l'anorexie ne sont souhaitables, il s'agit simplement de reposer les organes de la digestion pendant quelques heures.

Comment pratique-t-on la détoxication ?

De préférence pendant de courtes vacances ou un weekend prolongé parce que se détoxiner est un moment de repos complet, où l'on doit prendre du temps pour soi et faire des choses plaisantes. Il ne s'agit pas de se dénutrir mais de s'offrir des vacances organiques pour donner de l'espace et du temps à autre chose que la nourriture. C'est une attitude globale, à l'image du Carême ou du Ramadan, c'est-à-dire dans un esprit d'unification du corps et de l'âme. Evidemment nous ne sommes pas obligés de prier, on peut se consacrer à des choses intéressantes et pas trop fatigantes car le corps ressentira -s'il était déjà stressé- des moments de fatigue. Ces sensations sont normales, elles proviennent d'un changement interne ; notre corps est constitué de mécanismes d'auto-nutrition pour rester puissant et résistant dans les périodes de disette et nos organes doivent réapprendre à puiser dans leurs réserves, le corps voit cet outil interne à notre physiologie délaissé dans la société d'Abondance.

En pratique :

Il faut boire de l'eau en suffisance (1,5 à 2,5 litres d'eau de source selon votre taille et votre poids cela varie). Lorsque l'on a une fringale, à l'heure habituelle du repas, on consomme un bouillon de légumes ou des bâtonnets de crudité tel que les concombres qui ne contiennent aucun sucre. Prendre du repos, consommer des tisanes lorsque l'on désire déglutir. **Le but d'une détoxication** est de neutraliser les effets psychotiques des goûts sucrés, salés, acide et gras pour faire émerger une autre conscience de soi. On peut pratiquer une détoxication de quelques jours à la fin de chaque saison principale. C'est un conseil et aucunement une obligation.

Les mouvements amplificateurs de la conscience.

Ils se nomment «mudras et asanas» si l'on se réfère à la tradition des Yogis, mais on peut tout à fait trouver des gestes porteurs d'éveil de la conscience dans les pratiques d'étirements musculaires comme la Méthode Pilates, ou dans la méditation Bouddhiste ou Zen. Les gestes sont enseignés aux sportifs qui veulent soulager leurs muscles après l'effort ou aux hommes politiques qui doivent appuyer leur discours d'une posture énergétique ferme. On trouve des gestes pour détendre, renforcer, revitaliser ou amplifier.

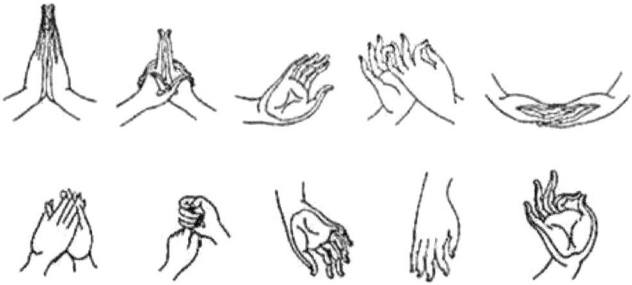

Chapitre 2

La Conscience et les Sentiments

Dans la vie quotidienne nous ne faisons pas de distinction entre les émotions et les sentiments. La plupart d'entre nous vivons dans une bulle psychique d'auto-contentement, conservatrice et confortable. Les plus honnêtes s'en rendent comptent, et de temps en temps ils essayent de casser la routine en recréant des instants d'émerveillements, des surprises riches d'émotions qui nourrissent leurs sentiments profonds et ravivent les liens affectifs. Les autres s'accrochent résolument à leurs habitudes individuelles comme si leur équilibre psychologique pouvait vaciller au moindre souffle. Ils veulent éviter les émotions et fuir leurs sentiments afin de n'avoir plus jamais à rompre avec eux-mêmes ou avec quelqu'un. Une autre partie des gens se délectent des émotions, surtout si elles sont intenses et superficielles ; leur tendance est de ne pas se lier affectivement : « s'attacher c'est pêché ». Ils changent de lieu et de fréquentations aussi souvent que possible, pour ne pas se voir vieillir. Pas de vieux amis pour se remémorer les erreurs du passé, ni de fous rires entendus quand des situations déjà vécues se répètent. Une solitude bien vécue n'empêche pas l'amitié avec soi-même.

-Les émotions

En effet, vivre avec les autres n'est pas facile, puisqu'il faut faire de la place intérieurement – dans son cœur et dans sa vie- pour permettre à l'autre de s'investir, or aucun d'entre nous n'est le même à tous les instants, parfois nous sommes occupés par nos propres affaires et nous n'avons pas envie de lâcher de notre temps pour être disponible aux autres. Notre première réaction lorsqu'on vient nous déranger alors que nous sommes intensément concentrés est l'agacement, qui peut se transformer en colère. Que se passe-t-il précisément à cet instant ?

La colère est un phénomène dû à un accès de sucre lâché dans le sang, obligeant le pancréas à produire immédiatement de l'insuline : ce processus implique une montée de la température, d'abord la sérotonine présente dans le sucre tend les muscles, les rend réactifs et la noradrénaline contenue dans l'insuline tend les artères en augmentant la pression artérielle. Ces deux phénomènes assemblés produisent une effusion d'énergie dans le cerveau, on se sent « prêt à bondir ». La colère est donc d'abord un changement de routine et de température rapide dans le système artériel : énoncé ainsi la virulence et l'invective sont-ils nécessaires ? Nous sommes débarrassés des irruptions de colères inutiles.

Que désire-t-on au moment où l'on ressent de la colère ? De l'air, de l'espace, de la tranquillité ; cette réponse immédiate du corps par la tension intérieure nous gêne, elle nous étouffe, l'oxygène du sang est accaparé par la stimulation des organes, on cherche à augmenter sa capacité respiratoire en inspirant fortement et rapidement cela faisant, on reporte la responsabilité de ces changements sur l'autre : s'il ne m'avait pas dérangé, je ne serais pas sorti de ma concentration et je ne serais pas dans cet état. La vie est pleine d'imprévus et le corps est destiné à y répondre. C'est à nous de communiquer calmement ou bien d'expliquer en quoi notre propre impératif est urgent. La colère et ses dérivés mesquins ne sont pas nécessaires.

 Chez les gens qui ont un taux de **testostérone** élevé, la réactivité est naturellement augmentée, ce qui les rend réactifs et rapides, entreprenants et confiants mais aussi grognons et facilement déçus dès qu'ils sont entravés dans leurs actions ou leurs intentions. Les personnes dont le taux de **sérotonine** est élevé ont une vision de la vie enthousiaste et sereine, ils sont confiants et tranquilles, satisfaits par avance et souvent ils obtiennent plus facilement les choses, leur optimisme les porte. Ceux qui possèdent plus d'**œstrogènes,** hormone de la fertilité féminine, sont enclins à protéger**,** nourrir. Le « sentiment maternel » n'est qu'une question d'œstrogènes combiné à un état d'esprit culturel. Les femmes autant que les hommes ou les enfants peuvent démontrer de la patience et de l'empathie pour les êtres vulnérables et chacun va attribuer des préférences à son goût inné pour la protection. Certains vont se sentir appelés à prendre soins des nourrissons, d'autres des jeunes plantes ou d'espèces en danger, de paysages. La question n'est pas de savoir vers quoi nous pousse cette nécessité d'utiliser notre énergie mais d'y répondre et d'y trouver sa voie.

Le pessimisme est une baisse globale d'hormone, cela peut survenir à la suite d'un traitement médical, d'un accident contraignant à rester alité pendant une longue période, lors d'une rupture affective ou d'un deuil significatif. Ces ruptures entrainent un abaissement global du système de réponse hormonale, sur une longue période cela abaisse la pression artérielle, la tension musculaire et la volonté psychique ; le « moral ». Un retour à l'activité physique, l'utilisation des sens, la socialisation vont permettre d'équilibrer cette chute et de progressivement retrouver de l'élan vital. Si on laisse s'installer le pessimisme, il affectera la capacité d'utiliser les sens : la vue et l'ouïe baissent, on perçoit moins d'intensité dans les couleurs, les goûts et les sensations tactiles disparaissent, « on perd le goût des choses ».

Le pessimisme est une véritable maladie, qui enferme ensuite dans la dépression chronique et la misanthropie (le rejet des autres). Cette attitude extrême sert à se protéger énergétiquement et psychiquement des influences extérieures car l'échange avec autrui demande d'avoir de la vitalité, lorsqu'elle baisse, on se replie sur soi. Les personnes dépressives donnent la sensation de vampiriser l'énergie des gens avec qui elles communiquent, de les dévitaliser. C'est précisément ce qui se produit.

-Les Sentiments

Les sentiments sont la preuve concrète que nous portons une âme. C'est un pied-de-nez à tous ceux qui doutent encore du sens de la vie. Les sentiments naissent du cœur donc de l'âme et ils sont très variés, nuancés selon notre sensibilité personnelle, unique. On peut néanmoins les classer en quatre saisons, pour simplifier.

La marque du Printemps est naturellement liée au sentiment d'innocence, à l'émerveillement. L'esprit de découverte transporte notre jeunesse d'esprit, notre curiosité, nous ouvre au nouveau. Ce temps des découvertes dure toute la vie, mais avec l'expérience on n'initie plus les choses de la même manière. Enfant, nous connaissions le monde en le mettant à la bouche et certains continuent toute leur vie à initier leurs relations ainsi : on s'embrasse, on se mange, on déguste ensemble ce qui passe sous la main ; toute la vie nous restons un tantinet enfantin. En grandissant, on change le monde avec des dessins, on écrit, on peint, on plante des jardins, on crée avec ses mains et ses pieds les idées que l'on veut voir grandir. C'est fou comme l'âme se sert du corps pour arriver à ses fins ! Depuis le berceau jusqu'au cercueil l'âme ne nous laisse pas en deuil. Elle vit, s'agite, brille et séduit, s'enivre, batifole ; c'est le corps qui trinque ! Elle ne tient pas en place, l'âme fait tourner le monde en rond c'est évident, d'ailleurs en carré ce n'est pas amusant, prise de tête assurée !

La prise de tête commence quand on ne sait plus comment s'habiller pour aller à la fête, « je » n'a jamais rien à se mettre ! Les sentiments nourrissant notre image personnelle nous font douter de nous-mêmes, ce sont eux qui nous obligent à nous confronter aux regards et jugements d'autrui : la peur du rejet, de l'abandon, de l'échec nous inscrivent dans la vie sociale, dans l'âme collective comme l'a dit un autre : « l'enfer c'est les autres ». Nous avons une âme et les gens aussi, il faut donc se faire une place, ce qui implique de se confronter à des situations où notre orgueil est blessé, où notre sensibilité n'est pas reconnue et où même elle est carrément piétinée. Ces circonstances adviennent à chaque âme, les plus fortes ne l'avoueront jamais, pour conserver une image inaltérée d'elles-mêmes. Les autres trouveront drôle de raconter les humiliations ou les tracas qui leur viennent, puisque d'une certaine façon cela les rend sympathique. L'empathie est la marque des âmes évoluées et pour la découvrir chez l'autre il faut parfois se faire humilié, toujours cet éternel contraste d'ombre et de lumière ! Mon Dieu, je désespère !

Heureusement, les sentiments de l'Eté des âmes parlent de passion, de moments intenses, de fusion et d'amour mais aussi d'ambition, de volonté, de combativité, de désirs inassouvis, de projection vers l'avenir. Les désirs de l'Eté des âmes naissent à tout âge, ils représentent la vitalité de la personne, sa confiance en elle-même, sa capacité à s'offrir du rêve et des plaisirs et le travail, la réalisation de soi en font partie. On ne nait pas jeune, vieux ou épanoui, on le devient par notre attitude dans la vie. Certains sont vieux, pessimistes et casaniers à vingt ans, ils changent et s'ouvrent au monde à quatre-vingt ans ! Qui sait d'avance de quoi notre âme aura envie demain ? Parfois, d'un jour à l'autre toutes les valeurs changent et l'on ne sait ni comment, ni pourquoi, il faut simplement s'adapter.

Les sentiments de l'Automne des âmes sont peut-être mes préférés, parce qu'ils contiennent une part de véritable amour, de la bonté, une pincée de cruauté et ce que l'on a glané en sagesse. Ce savant mélange est un parfum, un miel, un élixir réalisé par l'assemblage de tous les moments de tendresse, de trahison et d'audace dont nous sommes créateurs. Les parfums des sentiments d'automne permettent de se voir à travers le prisme des situations traversées, de sentir l'énergie déversée dans les réalisations impalpables, sentimentales et spirituelles que nous avons posées. Ce n'est pas l'heure des bilans mais des réjouissances intimes pour tout ce qui est acquis, et tout ce qui pourra encore être projeté vers Demain. Le temps des récoltes reste la promesse de nouvelles semailles et en cela, l'Automne comme le Printemps offre le souffle d'un nouvel élan.

Bon, soyons jeunes mais pas naïfs, de temps à autre c'est la bérézina, rien ne va. On est triste, le cœur bat à l'envers, les projets et les moments de joie ne trouvent aucun écho en soi. Hurlant dans les limbes et le froid mortifère l'âme se meurt ; c'est l'Hiver. Hiver des sentiments, rien ne bouge sur la terre, aucune pousse d'amour ne frissonne, c'est le vide abyssal, on déraisonne. On ne sait plus pourquoi vivre, la silhouette haute et noire de la mort se faufile entre les espaces vides. Pour l'avoir souvent côtoyée, je peux assurer qu'elle est une belle alliée, loyale et serviable quand on sait lui parler. La Mort est une Grande Ame, un serviteur louable de la Main charitable de Dieu. Bon, ne tombons pas dans l'apologie non plus ! Il faut vivre et traverser ces méandres avec autant de dignité que l'on peut, que l'on a…enfin, celle qu'il nous reste. Ces moments bas sont loin d'être tous beaux et romantiques : c'est dur d'être humain parfois, et l'âme ne le supporte pas mieux que le corps affaibli, déteint, avachi ; elle voudrait tout changer, tout recommencer mais elle ne le peut pas avant d'avoir retrouvé sa vitalité, son élan, de l'amour….Pourtant, aussi long que soit l'hiver, un fin filet de lumière est né là-bas. Le Printemps renait déjà.

-L'énergie des sentiments:

Le Printemps : innocence, émerveillement, enthousiasme, curiosité

L'innocence est l'état de conscience qui délimite notre connaissance. Ce sentiment nait lorsque tout le monde à l'air de comprendre ce dont on parle, et que soi-même on ne peut faire appel à aucun souvenir ou concept qui pourrait nous faire entrer dans l'entendement. L'innocence est assimilée à l'ignorance, et soumise au cynisme dont on affuble la naïveté, alors qu'elle est la virginité de la conscience, qu'elle se rapproche de la pureté et entraîne l'âme à s'exprimer sans malice. Je ne sais rien, je ne suis marquée par aucune expérience, je suis neutre, vierge, innocente.

L'émerveillement nait du ravissement de l'âme, du charme qu'elle ressent en découvrant encore, après des milliers d'expériences sensorielles des aspects inconnus d'elle. L'émerveillement est comme une caresse de l'âme ou un feu d'artifice ébouriffant le ciel de la conscience qui d'un coup se ressent charnelle. On se sent transporté par l'élan d'une découverte magique, ouvrant sur des infinis potentiels. La Conscience émerveillée se sent fraîche et juvénile, elle n'a pas encore tout vu, elle est loin d'être vieille : que le monde est grand !

L'enthousiasme est charmant lorsqu'il tombe un matin sur une conscience endormie, un peu lasse, presque fanée. D'un coup de baguette, la conscience se redresse et s'aperçoit que ce n'est pas la fin, elle a retrouvé le goût de s'investir et de jouer. Adieu couette et pantoufles usées ; la conscience retrouve ce goût de la découverte, du voyage, de l'entourloupette, elle fait des plans sur la comète, elle est déjà prête à s'envoler.

La curiosité…qu'est-ce donc que cela ? Et pourriez-vous me dire d'où elle vient celle-là ? Des questions, la curieuse en a plein la tête, elle va bientôt craquée ! Toutes ces choses, ces choix, ces directions où mènent-elles, mais où ? Cette ritournelle de questions entraîne ce petit minois à toujours entrer là où il ne faut pas…qui se cache ici ? Oh, excusez-moi, je ne savais pas…précisément, lorsque l'on ne sait pas, on n'y met pas les doigts ! La conscience a disparue, mais où est-elle ? L'as-tu vue ? Non, elle n'est pas rentrée, peut-être s'est-elle perdue ? T'inquiète pas, on va la retrouvée.

L'Eté : Ambition, Amour passionné, Plénitude, Douceur

L'ambition est une forme de passion, un feu intérieur qui brûle de raviver les Enfers, l'ambitieux ne doute de rien et surtout pas de sa capacité à développer son entrain, à obtenir la réalisation de tous ses désirs, quoi qu'il en coûte. Sa force de caractère le soutient, parfois il est aidé de la chance ce qui ne gâte rien. L'ambition est un sentiment bouillonnant, celui qui la ressent est avide d'exister, prêt à mobiliser toutes ses forces jusqu'au bout de lui-même pour obtenir la manifestation de ses rêves. L'ambition est une reine, qu'il n'est pas facile de dompter, elle se cabre, se renforce avec les années, elle en deviendrait arrogance pour peu qu'elle réussisse tout.

L'amour est-il mon ami ? Moi je le chéris mais dois-je compter sur lui ? Puis-je lui ouvrir mon cœur endormi ? Saurais-je lui parler et le rassurer, me montrer protecteur et joueur pour ne pas l'ennuyer ? Ah, que je l'aime, qu'il est charmant ! Comment résister à ce visage enjôleur, à cette délicatesse que je ressens pour tout ce qui le touche ! Je veux qu'il sente mon ardeur, ma faiblesse, avant de lui déclarer ma passion. En y pensant déjà mon cœur s'enflamme à l'infini, quelle pression ! Quelle force, quelle volupté dans ce rayon d'amour ! Je le trouve si charmant… je ne veux pas l'étouffer sous mes baisers. Je le désire libre et heureux tout autant qu'on peut l'être, radieux et chargé de lumières dans les yeux, l'air allègre et aimable, la taille souple pour faire des révérences. Qu'il sache reconnaître sa chance quand elle passe et s'incliner devant elle pour l'honorer, qu'il veuille enfin me rendre mes tendresses enflammées. Je l'aime d'amour, de promesses, de lendemains dorés, je l'adore comme un Dieu sacré. Au plus profond, ma seule détresse est cette incertitude qui m'empêche de me livrer toute entière à l'Amour. En lui ouvrant mon âme en confiance j'aimerais que jamais il ne mente, ni trahisse la pureté des sentiments que j'éprouve. Mon cœur est léger : j'aime !

Plénitude, Je suis. Pleinement heureux, follement satisfait, béat, les mots me manquent pour exprimer l'amplitude qui saisit mon cœur et l'amour sincère qu'il voue à la vie. Gratitude, Je suis. Serein, en satiété des pieds à la tête. Je n'ai plus de désir sinon celui de rester en équilibre dans ce cercle béni. Anobli par la douceur de vivre, par l'absence de tout conflit, pacifié au plus profond de mon cœur éveillé à la vie. Dans ce calme étendu à tous mes sens, j'assume confiant le battement de l'instant. Je suis Plénitude, patient et attentif, je rayonne mon énergie.

La douceur se pose sur toi comme un manteau de lainage chaud et léger. Ce n'est pas un geste, mais une main déjà tendue qu'il faut saisir pour ressentir la sécurité. Au cœur de la nuit, la douceur s'étend, illimitée, confortable et moelleuse, apaisante, régénératrice, par ce contact le corps s'étire et se dilate, le cœur chante doucement sa joie d'être vivant.

L'Automne : Trahison, Vengeance, Humanisme, Empathie,

La trahison frôle les murs des maisons des gens heureux, elle les renifle et les piste jusque chez eux, dans leur lit elle se couche et se délecte quand l'un d'eux l'aperçoit, il se tord en deux, cassé par la traîtresse, l'âme lacérée par ce visage sournois qui semble dire ainsi : « rien ne dure, que croyais-tu ? » Tu n'es pas meilleur que les autres, ton cœur ne vaut plus rien et ton lit est défait comme a pu l'être le mien. La trahison est un coup dur, qui ne touche pas seulement la confiance et transperce le cœur, elle se ressent au plus pur de ce qui est rompu. Qu'il s'agisse d'amitié sincère ou de la trahison d'un associé, la blessure est l'aide à pleurer, rarement elle cicatrise sans passer par l'étape délétère d'une vengeance assumée.

L'esprit de vengeance est fort, il est cassant, il se sent capable de tordre le cou et chaque morceau pantelant des vilains qui ont osés blesser l'âme. Le cœur est en colère, la conscience en pétards, les muscles tendus aspirent à tout casser. C'est un état ou l'esprit ne raisonne que pour blesser, hurlant silencieusement sa douleur, utilisant le mal comme une lance décidée à planter tous les non-dits. Faire à l'autre en retour ce qu'il a entrepris et bien pire encore, laisser libre cours sans remords à cette pulsion de mort. Sentir la vie quitter ceux qui nous ont blessés, s'en sentir soulagé. Savoir qu'ils vont souffrir et sentir eux aussi l'insécurité et la peur des bêtes traquées, l'odeur fétide de la pourriture de la vie. Le bonheur nourrit l'âme de soleil et d'amour. La haine s'alimente comme les vautours de chair sèche et d'os cassés, sucés jusqu'à la moelle. Non, ce n'est pas assez, il faut qu'ils paient sans faillir !

L'humanisme est un sentiment plus calme et posé. Un sentiment accueillant, né du constat que nous ne pouvons pas tout changer. Certes nos efforts nous ont permis de nous améliorer mais, pour faire mieux il faudrait s'abandonner, or il serait irréaliste de s'imaginer autrement : on n'est seulement soi-même. Ce sentiment un peu fade est un liant chaleureux entre ceux qui n'ont plus la force de progresser et les consciences qui se sentent prêtes à voir pousser leurs ailes. L'humanité est un beau sentiment, qui rend amoureux et tendre avec la terre, avec les enfants et toutes les promesses de vie qu'il faudra protéger, il est le gardien de notre humanité. Le temps s'est assombri, mais l'ombre de l'hiver est tenu à distance par ce petit foyer où tu viens t'abriter. Restes et partages notre pain.

L'empathie est un câlin, une tendresse affectueuse entre des consciences qui ont usées leurs âmes aux mêmes difficultés et qui se reconnaissent à leurs yeux fatigués d'en avoir trop vu, trop vécu. La conscience empathique comprend dans la posture de l'autre combien il a lutté, ce qu'il lui a fallu faire pour survivre à l'enfer. L'empathie est ce sentiment doux, qui mène aux gestes tendres et libres de rendus, parfois ce n'est qu'un sourire complice quand tout semble lâcher. Loin des regards moqueurs, l'empathie est le luxe de l'amitié.

L'Hiver : Perte, Solitude, Indifférence, Egoïsme et Conscience de soi

La douleur de la perte est un arrachement, du cœur ou de la chair, je ne saurais le dire, tant la souffrance vrille mon corps et mon âme semble lacérée par la perte. On me l'a arraché, j'en ai perdu le souffle. Sans air, plus d'espoir, ma conscience me lâche ; j'ai peur, je ne sais pas pourquoi, je ne veux plus penser, d'ailleurs penser ce n'est plus pour moi. Je souffre te dis-je, jusqu'à l'âme et plus loin encore, jusqu'à ma lumière, j'en désespère, je vois tout en noir, je n'ai plus l'ombre d'un espoir. Je suis à terre, je crie, je hurle mais je sais bien qu'aucun cri ne sortira de moi. J'ai perdu, je l'avoue, toute dignité, tout honneur, je me fiche de ce que l'on pensera de moi. Je ne ressens que cette douleur, à la place de mon cœur qui bat. A chaque minute depuis ce trépas, je m'étonne d'être encore là.

La Solitude m'a gelée le cœur, elle a ralenti tous mes gestes au fur et à mesure que son ombre s'abattait sur mon âme. Ma conscience l'a ressentie, mais elle n'a pas su la repousser par sa gaité. D'abord j'ai ressenti un rejet, qui s'est durci en routine où les autres n'avaient plus accès. Les portes de mon cœur se sont fermées par le froid, ma conscience s'est glacée à son tour. Je vis dans la torpeur en pensant chaque jour que je vais m'éveiller, que d'autres –par miracle- viendront me soulager. Mais aussitôt que j'approche d'une personne, un long silence me tâche. Qu'ai-je à dire ? Par où commencer, lorsque l'on est resté si longtemps sans dialogue échangé avec un autre que soi-même ? Je parle avec moi-même, j'entends dire que je suis vieille, qu'importe, demain sûrement mon courage reviendra avec le bavardage, ils frapperont à ma porte et puis tout renaîtra ; l'amour, l'amitié et la gaité qui m'aurait bien aidée à lutter contre le froid et l'indifférence à mon endroit.

L'indifférence? Je n'en ai rien à faire ! En discuter ne m'intéresse pas, d'ailleurs il n'y a rien que vous puissiez dire qui vaille pour discuter. Non, non, je ne vais pas vous faire plaisir, ni être aimable, je ne vous connais pas. Vous avez besoin d'aide ? Et alors ? En quoi cela me regarde ? Ne m'en veuillez pas mais je n'ai pas de temps pour vous, il m'en reste peu pour moi. Je n'aime rien de spécial, je n'ai de goût à rien, je me fous de tout ce que je vois, je n'écoute même pas, comme ça je ne perds pas mon temps : je le consacre à rien puisqu'autrement il faudrait que je me concentre sur des choses qu'à priori je n'aime pas. Oui, je comprends bien. Vous avez besoin d'aide. Je ne suis pas sourd, simplement je ne veux pas faire quelque chose pour vous, c'est mon dernier mot ; vous y voyez un inconvénient ? Moi pas. La Conscience ? Je ne la connais pas et elle m'indiffère.

L'égoïsme si on le teinte d'hédonisme est un pur bonheur ! Oui, on a le droit d'être heureux et de prendre du plaisir même si on est seul ! Non, ce n'est pas un pêché de s'autoriser des moments rien que pour soi. Des instants d'amour et d'amitié en tête à tête avec son âme, libre de s'apprécier elle-même. L'égoïsme teinté de narcissisme ne peut pas se partager mais il est contagieux aussi faut-il ne pas en abuser, sinon il faudra continuer à vivre seul, en face à face avec Soi, qui d'autre obtiendrait notre attention ?

La Conscience de soi n'est pas vraiment un sentiment mais elle se ressent lorsque l'on vit des instants paisibles d'isolement. L'énergie vibre et s'exprime lorsque l'on se décharge des rôles à jouer et que l'on peut vivre selon son bon plaisir, en toute légèreté. Vivre seul quelques heures revitalise, permet de retrouver de la force en soi et de s'y ressourcer. Il est agréable de revenir se blottir en soi-même comme dans un vieux pull douillet chargé de notre histoire, dans la chaleur de l'âme illuminée de sagesse, dans sa douceur feutrée.

Chapitre 3

Développer les outils de la Conscience

-Physiologie des organes de la Conscience

Le Tronc cérébral est une structure anatomique qui lie ensemble plusieurs éléments du système nerveux : cerveau, cervelet (vision), moelle épinière (sensibilité et régénération). Il est vital par le nombre de fonctions essentielles qui transite par lui : la respiration, le rythme cardiaque, la sensibilité motrice et nerveuse, la régulation de l'appétit, de la température corporelle, les cycles veille/sommeil, les adaptations aux saisons, la fabrication des hormones reproductives et digestives. Dans la structure ternaire du tronc cérébral quatre glandes sont remarquées depuis l'Antiquité et notamment dans la culture égyptienne ancienne : le thalamus et l'hypothalamus, l'hypophyse (glande pituitaire) et l'épiphyse (glande pinéale) ces glandes contiennent des noyaux de matière grise ou noire aux formes complexes.

Le thalamus a une forme de scarabée sans les pattes, son nom signifie « couche nuptiale » son rôle physiologique est de contrôler le passage de la veille au sommeil ; il est le filtre gardien du temps biologique interne en relation aux signaux extérieurs du temps. Il est particulièrement sensible au glutamate et surtout il contient des cellules de forme pyramidale dont le rôle est de conserver la vigilance et la tonicité. C'est par son action que nous passons d'une idée à l'autre, ou bien que notre attention analyse avec finesse les stimuli et les informations. Il permet les transitions de passage d'un état à un autre.

L'hypothalamus est placé sous le thalamus, ce sont des glandes jumelles. Son rôle est de réguler la température corporelle et la glycémie -taux des sucres dans le sang- et l'appétit, mais aussi de produire les stéroïdes et les hormones de la réactivité grâce à la sensibilité aux phéromones (odeurs) et aux liens avec le système nerveux autonome. Il gère le stockage de l'eau du corps selon la luminosité : la nuit, l'eau est conservée sous la peau plutôt que dans les reins et la vessie. Cette glande génère les principales hormones de reproduction féminines et masculines.

L'hypophyse (glande pituitaire) est petite mais produit presque la totalité des neurotransmetteurs hormonaux tels que l'hormone de croissance, les hormones du système pileux et diverses hormones de stimulation vers les autres glandes endocrines. Elle existe chez tous les vertébrés. C'est un générateur et stimulateur hormonal.

L'épiphyse (glande pinéale) a une forme de pomme de pin, symbole de l'illumination bouddhiste et de l'immortalité. Ses cellules conservent une sensibilité à la lumière, elles ont des caractéristiques communes avec les cellules de la rétine (de l'œil). Cette glande produit la mélatonine, inhibiteur des hormones sexuelles (conservateur des caractéristiques de l'enfance) et régulateur des cycles sommeil/veille (cycle circadien). Certains voient en la glande pinéale le siège de l'âme ou le lieu de la communication avec Dieu : la montagne (Mont Sinaï) où Moise aurait rencontré Dieu serait le cône formé par la glande pinéale.

Les noyaux de matière grise contiennent les cellules produisant les neurones, il y a quatre noyaux principaux : le striatum, le pallidum, le noyau sous-thalamique et la substance noire. Le striatum ressemble au vaisseau de Star Trek, l'Enterprise. Le pallidum a la forme d'une lentille oculaire biconvexe et il ressemble au symbole égyptien « l'œil d'Horus ». L'ensemble des glandes citées se trouvent sous le cerveau, à la jonction avec la colonne vertébrale et constitue symboliquement un œil et sa paupière.

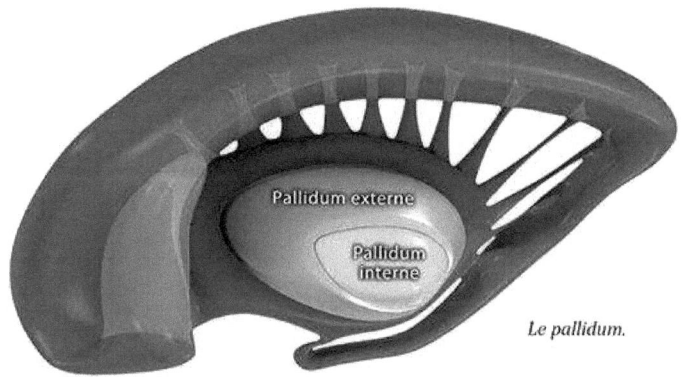

Le pallidum.

-Les centres vitaux et leurs correspondances avec le système corporel.

On les numérote de l'entrejambe à la tête, alors qu'ils sont présentés sur une figure en pied, donc on commence par décrire le 7éme centre, et l'on descend progressivement vers le premier.

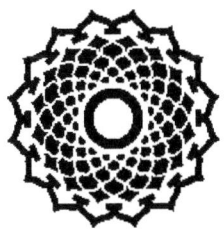

Le 7éme centre vital est le centre coronal (Sahasrara en sanskrit). Il est à la jonction des fontanelles frontales et pariétales au sommet du crâne. Il est lié à la glande pinéale qui lui sert de centre d'activation principal, le cervelet étant une zone annexe. Le cervelet est impliqué dans les fonctions cognitives (pensée), l'attention et les gestes, le langage et notamment l'expression de la peur et du plaisir. Ce qui explique qu'un méditant en état de Samadhi (illumination/plénitude) est naturellement porté à sourire. Le rôle du sahasrara est d'unifier la conscience individuelle avec l'Univers, ce qui produit un sentiment de sécurité intérieure, de confiance en soi, la joie de se connecter à ce qui est immortel. Cet apaisement intérieur ouvre la voie de l'accomplissement vers la transcendance et donne un sentiment de continuité entre les différentes formes de vie : l'unité de conscience.

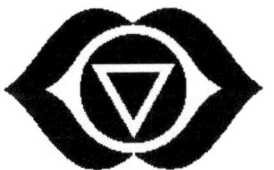

Le centre Ajna (6ème centre) est situé entre les sourcils, au milieu du front. Il est relié à la glande pituitaire et permet lorsqu'il est activé d'ouvrir la conscience aux cycles du temps. Il aide à voir les détails qui créent les circonstances positives ou négatives de notre vie. Ajna voit le passé, le présent et l'avenir en une seule perception fréquentielle, un chemin d'ondes dont l'intention est le fil d'Ariane. En acceptant les conséquences de nos actes passés dans le présent, on change l'avenir par l'émergence d'une nouvelle Intention, ce qui transforme la fréquence vibratoire de nos pensées. Des pensées défaitistes entraînent des situations fermées et abaissantes énergétiquement tandis que l'espoir, l'optimisme, la persévérance maintiennent les voies d'un avenir ouvert.

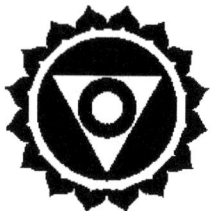

Le **5éme** centre est vishuda, il se pose sur la thyroïde, à la jonction du cou et du thorax. Il sert à dire et voir la vérité. Il permet d'ordonner et de matérialiser la pensée créatrice. Il a un rôle de gestion du calcium, symbole de la rigidité des os, donc de la structure. Il a un rôle structurant pour la pensée puisque ce qui est clairement énoncé est aussi bien compris et forme normalement la base du comportement de la personne : sa vérité.

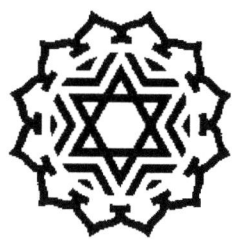

Le centre cardiaque –anahata- (4ème centre) est au centre du corps, il ne fait pas partie des centres supérieurs, ni des centres inférieurs. Il est localisé sur le thymus, glande de maturation des lymphocytes T, important pour la défense de l'organisme. Il est plus gros à l'adolescence et diminue avec le temps. Personnellement j'opte pour l'hypothèse qu'il est lié au sentiment de victoire et d'enthousiasme pour la vie. Lorsque l'on perd ces sentiments avec l'âge et les déceptions, le thymus se réduit. Le travail de Drunvalo Melchisedek (Vivre dans le Cœur, Ed Ariane) prouve que l'ensemble du cœur est l'organe de l'éveil à l'Amour- Compassion mais qu'il faut méditer sur ce muscle pour visiter chaque ventricule et la cavité centrale avec sa conscience et saisir le rôle d'amplificateur et d'harmonisateur du chakra cardiaque.

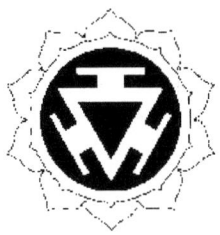

Le centre manipura, (3ème centre) est en lien avec le pancréas. On lui attribue les qualités de puissance, de confiance et d'ouverture au changement lorsqu'il est équilibré. Inversement il est le symbole de l'arrogance, de l'orgueil et de la rigidité égoïste lorsqu'il est mal utilisé. Le plexus solaire ou manipura se situe sur le diaphragme, à la jonction entre l'estomac et le sternum : « je mange et je rayonne ce que je crois être. »

Le centre Svadhistana (2nd centre) se situe à quelques centimètres sous le nombril. Il est lié à la sexualité, à la famille, à la créativité manuelle ou artisanale, à l'inventivité technique. On lui attribue également les qualités relationnelles humaines, la sensualité. Ce centre est lié aux ovaires et aux testicules.

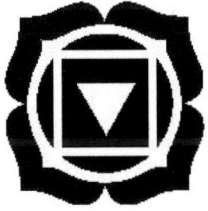

Le centre racine (1er centre) ou Muladhara est lié à la survie, à une compréhension pratique de la vie, à l'instinct de nutrition et donc aux glandes surrénales (glandes de la gestion des glucides et de la réactivité musculaire). Il gère l'énergie vitale qui provient de la Terre et les liens avec nos ancêtres. A leur mort nous héritons de leur énergie vitale dans nos reins. Cette charge peut être une bénédiction, un cadeau ou une charge, un devoir à accomplir à leur place, un « karma ». Cet héritage place nos propres objectifs au-dessous et peut nous empêcher de réaliser nos rêves personnels. Lorsque nos parents sont trop chargés ou absents, on peut demander à la Terre ou à notre ange-gardien de casser les liens énergétiques biologiques et d'en recréer de nouveaux avec de nouveaux tuteurs énergétiques, qui doivent également donner leur consentement. C'est un contrat d'adoption énergétique.

-Comprendre la Nature de l'Intention

Il y a de nombreuses voies d'éveil à la conscience ou à l'énergie. L'éveil se transforme au fur et à mesure de notre progression en connaissances et en compréhensions. Ainsi, les expériences magiques deviennent progressivement rationnelles ou explicables par l'analyse.

Toutes les expériences s'organisent en spirale de progression, un peu comme un escalier qui - marche après marche- conduit à de nouveaux paliers.

Une fois que l'on se trouve sur un palier, il nous semble que nous avons "tout" découvert et que les vérités sont stables. On peut rester sur un palier et ses compréhensions pendant une vie entière et faire l'expérience de "variantes" dans les vérités trouvées. Ou bien l'on peut chercher à revisiter depuis un point de vue plus élevé les certitudes acquises. C'est l'ouverture d'esprit et la sensibilité à la réalité de ce que nous expérimentons qui nous donne l'intensité de nos vérités et permet de découvrir, au détour d'un cheminement un horizon inattendu. Le but du chercheur est la recherche elle-même, il n'a pas d'attente quant à ce qu'il va trouver, mais il porte son attention comme un focus dans une direction donnée : cette focalisation des forces s'appelle l'Intention.

Et c'est à partir de cette lentille focale que nous pouvons agir dans notre sphère d'énergie individuelle. Comme un bateau qui va dans la direction donnée par le gouvernail.

Lorsque plusieurs personnes ont une attention focalisée, alors leurs sphères d'énergies s'harmonisent et créent une sphère d'influence plus grande, apte à générer des découvertes majeures pour l'humanité entière.
C'est pourquoi les êtres initiés à certaines vérités "à venir", ont besoin de s'entourer d'autres personnes qui vont travailler de concert avec eux.

Chaque groupe qui élabore les directions à suivre par la société (du juriste au médecin, du scientifique à l'agriculteur), est amené à constituer des groupes de comité d'éthique pour que les expériences du quotidien soient normalisées. Lors d'expériences spirituelles, c'est la même chose.

Nous recevons un encadrement adapté à notre niveau d'apprentissage, et qui dépendra de notre Intention de départ.
Si vous avez perdu votre âme par excès de travail ou par manque d'Amour, il vous faut invoquer les Fées car ce sont elles qui enseignent comment retrouver une âme d'enfant.
Si vous avez perdu votre Foi en Dieu, votre intention doit se concentrer sur les Archanges de la Volonté et de la guérison.
Si vous vous sentez seul, vous serez amené à rencontrer Jésus en rêve car il symbolise la Fraternité avec les autres êtres humains, le dépassement de l'orgueil.
Les Grands Initiés ne sont pas loin de nous, ils existent en nous sous forme de particules de Conscience évoluée focalisées sur une Intention particulière. Ces êtres ont été des développeurs de leur énergie et de leur Conscience exactement comme nous, ils ont atteints des degrés de compréhensions de la Vie qui ont laissé une empreinte énergétique dans l'espace-temps, et en passant sur ce chemin, nous réactivons cette empreinte qui se manifeste psychologiquement dans notre esprit sous une forme humaine symbolique. Les paliers-maîtres nous "enseignent" et nous permettent d'accéder à de nouvelles connaissances. Comme lors d'une course d'orientation, en avançant on rencontre de nouveaux maîtres.
En prononçant les mots "Je suis" et en y ajoutant l'intention de que nous voulons "devenir" que nous rendons l'expérience possible.
Il faut croire avec "notre cœur d'enfant", c'est-à-dire en mobilisant l'énergie de l'émerveillement, de la naïveté intérieure, sans laisser de la place au doute. On peut tout demander, et l'on reçoit ce que l'on veut avec son énergie. Plus de Volonté ? Sagesse? Amour ? Fraternité? Transformation? Humilité? Simplicité? Abondance? Douceur? Prospérité? Liberté? Etre un Ange? Recevoir plus de Connaissances?

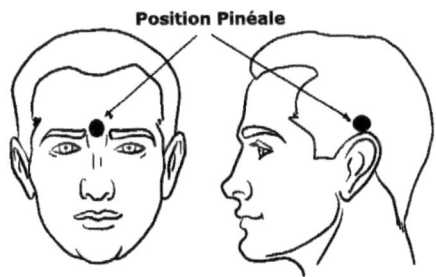

Position Pinéale

Le Soleil Intérieur est le résultat d'une méditation bien menée. Elle capte l'énergie qu'elle transmet au thalamus et à l'hypothalamus. Le liquide céphalorachidien se polarise progressivement par la lumière et distribue l'énergie éthérée à l'ensemble des centres d'énergie par le biais du canal médullaire et de la moelle osseuse. Ainsi, chaque centre vital peut lui-même se renforcer et devenir une sphère de lumière qui va illuminer l'aura, la rendre perceptible. Cela commence par le haut en mandorle autour du crâne, cela descend sous forme de manteau d'énergie jusqu'au sol, et s'établit ensuite en divers plis sur le devant du corps. Le soleil intérieur est la première étape de ce patient processus d'auto-régénération et de polarisation.

C'est en comprenant ce que représente le soleil pour le système solaire d'une manière sensible et consciente, c'est-à-dire -en prenant une place centrale et protectrice en son propre centre rayonnant (la glande pinéale)- que l'on peut découvrir à son tour l'étincelle dans la chambre intérieure, c'est-à-dire le noyau de la substance noire. La chambre intérieure est allumée et assemble les différentes glandes en une pyramide, grâce au travail d'activation réalisé sur chaque glande séparément. Alors, la corrélation entre la pyramide de Khéops et le crâne devient évidente. Une spirale d'énergie entraîne la conscience hors des notions de temps, dans une méta-conscience.

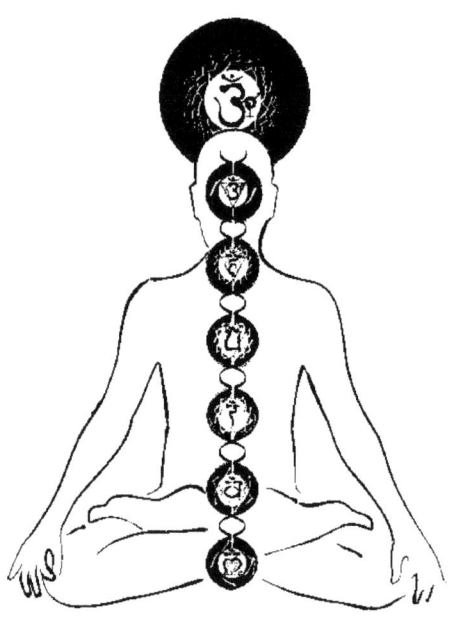

L'Instant Présent

On parle d'instant présent pour décrire le phénomène électrique qui unit le tronc rachidien, le système nerveux, la moelle osseuse, les glandes endocrines et surrénales liées aux centres énergétiques en un grand éclair de connexion. Entre le centre de la tête et le coccyx, il y a une décharge électrique assez forte, créant de la lumière pour nos sens physiques et pour nos sens subtils, nous portant à ressentir une différence notable de perception du temps. Cet éclair intérieur soudain est confondu avec l'illumination alors qu'il le précède de plusieurs jours ou semaines. Saisir le fonctionnement et reproduire à volonté l'instant présent permet de vivre en créant avec facilité les circonstances importantes de sa vie, de modeler sa conscience et sa destinée.

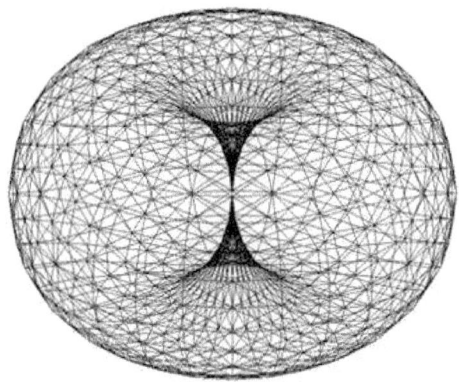

Chapitre 4

Communiquer avec l'énergie

-La Danse de la Vie

Je vous l'ai dit, enfant je n'étais pas totalement ordinaire. Je n'étais pas jolie, je portais des lunettes énormes, j'étais petite et musclée. Mon visage n'avait rien d'un elfe charmant, avec des boucles blondes et de grands yeux violets. Non, je n'étais pas comme ça. J'aurais voulu avoir de longues cannes sans mollets, des genoux invisibles, des mains effilées, un cou souple et gracile. Mais non, je n'étais pas un cygne. Je portais mon propre poids, je marchais sans fatigue des heures, je restais sans manger lorsque je le désirais. J'étais consciente du laxisme environnant, je me désirais courageuse et volontaire. J'aurais pu être molle, avec un gros bidon. J'aurais pu manger beaucoup de bonbons et avoir peur des gens ou des situations mais j'étais libre, j'avais beaucoup vécu, je savais reconnaître les intentions. Je n'étais pas jolie et je me préférais ainsi pour tenir à distance les faux-amis.

Lorsque le vent du large balayait les champs où broutaient paisiblement les vaches, l'air salin m'envahissait jusqu'à l'âme, je me laissais portée jusqu'aux plus hauts nuages ; de ma misaine j'appris à lire l'avenir. J'étais marcheuse de rêve. Mes amis étaient très divers, aux heures du jour ou de la nuit, venaient vers moi les fées des fleurs ou les elfes de minuit. Je n'avais pas peur, je me prenais pour une Reine, une Déesse, un monstre de Feu.

Aux heures où le soleil se lève, j'étais assise en fleur pour aspirer la lumière du matin, certains jours de grandes consciences sont venues me baptiser et je suis née à l'émerveillement, à la joie sans motif, je suis née hors de la matrice

-La conscience de l'arbre.

Les belles rencontres ne sont celles qui laissent des traces puissantes en nous pour toute la vie, voici une situation qui m'est arrivée quelques mois après le décès de mon père, alors que j'étais en vacances en Espagne.

Quelques jours auparavant j'étais invitée à faire de la randonnée dans la chaîne montagneuse des Pics d'Europe, connus pour avoir une déclivité extrêmement aigüe. J'accompagnais un groupe d'alpinistes qui venaient de participer à une compétition dans les Alpes et qui n'aimaient pas du tout les français, mais une amie tenait absolument à m'initier à cette cavalcade intense. Je suis restée plusieurs jours sans me nourrir, en buvant seulement l'eau des montagnes. De retour dans la villa de mon parrain, je me retrouvais de nouveau isolée. La villa était très grande, de plain-pied et originale, comme sortie d'un film américain, agréable, entourée de grands terrains et d'arbres fruitiers, une piscine, un bassin à poissons et un beau potager, presqu'autonome.

A cette époque, j'avais 24 ans, je me posais des questions sur mon avenir qui restaient sans réponses!

Il me semblait que les choses m'arrivaient d'une manière différente, comme si j'étais un peu décalée de la réalité et des façons de comprendre les choses des autres gens. Pourquoi ces choses m'arrivaient-elles à la fin ? Pourquoi ne pouvais-je pas vivre une vie normale, sans bizarreries?

Qu'est-ce que toutes ces choses avaient à voir avec moi ?

Cela me séparait du monde et m'obligeait à voir et comprendre des choses au-delà de la réalité ordinaire, mais il me semblait que je n'étais pas digne de tout cela, que je n'avais pas la force des messages qui m'étaient donnés.
J'en étais là dans mes réflexions, et pour changer d'air, je suis allée me promener dans une clairière qui s'étalait verdoyante devant la villa. Il suffisait de traverser le chemin sablonneux qui menait au village, pour arriver à l'arrière d'une ancienne briqueterie qui avait appartenue au beau-père de mon parrain. Il l'avait rachetée pour conserver le terrain tel quel et en avait fait une sorte de ferme avec des chevaux, des poules et des chiens de garde à l'air patibulaire.

Cette clairière restait fraîche même aux heures les plus chaudes de l'été grâce à l'ombrage de grands bouleaux. L'herbe folle était haute et donnait un côté sauvage et intact à l'ensemble. Dans les enclos, les animaux se regroupaient. Ni les chats, ni les chiens, pas même les chevaux ne venaient vers moi, ce qui renforça mon impression d'exclusion. Je me sentais coupable, mais je ne savais pas de quoi.

Je tentais de séduire avec une touffe d'herbe le jeune poulain pour la troisième fois sans succès, et quelqu'un m'interpella derrière moi. J'étais seule, il n'y avait personne mis à part un très gros arbre qui balançait ses branches, comme pour m'hypnotiser. J'étais entrée sans m'en rendre compte dans un autre espace-temps. Par son infinie gentillesse, le gros bouleau m'attira jusqu'à lui, il me demanda de l'enserrer de mes bras, ce que je fis, comme en rêve.

En un instant, ma conscience se balançait au bout des branches hautes et devant elle s'étendait le paysage brûlé par le soleil de Castille. De ma misaine, je voyais la villa de mon parrain, comme une oasis de verdure, les jardins et la piscine semblaient un luxe incroyable dans ce désert jaune doré, entrecoupé par -ci par - là de hameaux de maisonnettes de briques écrasé de chaleur, assoupis.
Je sentais une légère brise jouant dans mes branches tandis que mes racines s'enfonçaient toujours plus profondément dans le sol, cherchant stabilité, hydratation et union avec tout ce qui vit.

Confiante dans ma souveraineté, une sorte de jubilation sereine d'être un Arbre, d'être en Vie, m'habitait. J'étais relié à tous ceux de mon espèce et bien au-delà, à toutes les formes de vie sur la planète ; faisant partie intégrante d'un réseau de consciences inter reliées, d'un TOUT vivant et pulsant d'énergie. Soudainement, le soleil n'était pas seulement l'astre du jour, il avait d'autres rôles, je comprenais que le but de toute vie était de donner, en toute confiance, parce que cela est un plaisir pour celui qui donne autant que pour celui qui reçoit. L'arbre me demanda pourquoi je me sentais si seule…et je n'osais pas répondre tant j'avais honte de mes pensées mesquines et de mon incapacité d'aimer aussi largement et librement que lui. Mes pensées semblaient si lourdes, si étroites, si égoïstes ; comment pouvais-je expliquer que j'étais incapable de ressentir cette même gratitude pour la Vie ?
Comment allais-je lui dire, que je ne connaissais pas ma fonction dans l'univers, que je doutais de moi et ne connaissais pas mes propres talents ?

Comment oserais-je lui avouer que je doutais même de faire partie d'un Tout cohérent et intelligent ?

Il comprit mon silence embarrassé, il ressentait bien qu'en comparant nos deux conditions, je finissais par l'envier, aussi avec tact et fermeté, il me dit : si tu es vivante aujourd'hui, c'est parce que le TOUT l'a ordonné, rien n'est jamais conçu inutilement par l'esprit du Tout, alors trouves ton rôle, ne baisses pas les bras sois fière et courageuse, aies confiance, la vie te guidera si tu lui demande ! Il rendit ma conscience à mon corps. Je le remerciais, comme je le fais encore aujourd'hui, car grâce à lui je décidais de consacrer ma vie à découvrir mon rôle dans le Plan Cosmique du Grand Tout. La Conscience de l'arbre a réveillée en moi certains dons. Il m'a poussé à m'accepter telle que je suis et, comme il a cru en moi, j'ai sentis le même devoir, désormais j'étais responsable de ma propre histoire, aussi je commençais à agir d'une manière plus liée à la Vie, bien que très ignorante.

-La Conscience des Eléments

L'Eau nous aide à nous rapprocher les uns des autres, tandis que l'Air nous donne un sentiment d'élévation, de transcendance de la forme. A l'opposé de ces deux éléments, se trouvent le Feu et la Terre.

La Conscience de l'Air s'étend en un seul Etre. Les gaz qui constituent l'air, ont conscience d'être des entités vivantes uniques, ils savent qu'il existe d'autres formes de vie mais ils interprètent le monde comme si toutes les choses ne constituaient qu'un seul être. Ainsi, les Gaz englobent les différences en une Unité de Conscience unifiée et stratifiée. Leur conscience s'étire, elle est légère, dégagée du passé dont elle n'a que faire, et des préoccupations pour demain. L'air est Maintenant. Il se vit au Présent, à l'Instant. On l'inspire et l'on devient créatif, joueur, léger. C'est avec son accord qu'il faut jouer, jamais contre lui, ni sans lui. L'air est l'élément qui ne permet pas l'erreur, on doit être attaché à lui à tout instant, être bien conscient que sans lui, d'un coup, notre organisme est pesant, mort, inconscient. L'Air est porteur d'espoir, d'amour et de grands horizons, en le fuyant, vous laissez tomber l'intensité de la vie. Fumer, n'est pas jouer.

La Conscience de l'Eau est plus calme, basée sur le même principe : une molécule d'eau se sait unique, chaque particule d'eau se sent unique et participe d'une masse énorme de clones d'elle-même, créant un océan, lui-même relié à tous les océans du globe, et à ceux des autres mondes. L'eau est un transmetteur du son et de la Vie. L'Eau est organisée en cercles de densité dont les différences forment des ondes, des courants. L'eau est l'élément lié à la communication entre les êtres, grâce à elle nous nous lions les uns aux autres par nos émotions et par nos secrétions. Les liquides du corps et tous les liquides que nous ingérons constituent des moyens de nous lier les uns aux autres sur la base des émotions partagées. Les liquides dont la majeure partie est à base d'eau, sont un support de nos relations de filiation et d'union, un moyen de reconnaissance. Nous nous unissons par les rituels ; l'eau du baptême ou des bains, l'eau des détoxications ou des boissons consommées lors des fêtes permettent de marquer des unions, des amitiés, des naissances ou des adieux. L'eau est la base de la Communion, l'élément qui unit le pain et le vin.

Le Feu est une conscience focalisée sur ce qui est au centre de lui-même, le feu associe la conscience au centre des choses, il est patiemment assis en lui-même et s'auto-anime de l'Intérieur, sans jamais percevoir autre chose que lui. En toute chose, le Feu voit le centre à conquérir, et cela l'anime ou le consume intensément. Le Feu, sans son centre, perd toute conscience et s'éteint, étouffé par trop d'altruisme, son œil unique cherche à dépasser les bords, pour revenir à l'essentiel, au cœur de Tout, là où la vie s'anime. De cette intense et avide recherche, il émet un rayonnement, chaleureux et puissant…mais il n'en a que faire, son but est de trouver le centre, de s'y loger et d'y rester, mais ce centre bien vite disparaît, ne laissant que des cendres, alors, il faut continuer à chercher, et ainsi le feu continue d'abroger les limites, de convertir toute chose au silence par sa vigilante patience.

La Pierre est une cristallisation de matière semi-liquide (la lave) ou spongieuse (l'argile). Ces matériaux sont lents à évoluer mais ils sont très conscients d'eux-mêmes, de leur nature et du processus qui les mène à la cristallisation. Les pierres, les marbres et les craies sont conscients d'avoir été des gaz, des liquides ou des cendres, ils ont une âme et servent de mémoires aux autres éléments. Les matériaux durs se valorisent entre eux par leur densité, leur dureté. Ceux qui sont les plus évolués ont vécu plusieurs réinsertion dans la course à la transformation et sont devenus translucides tels des cristaux, ou brillants comme des diamants. Les pierres et les grains de sable ont une conscience proportionnelle à leur résistance à l'usure. Il y a ceux qui choisissent de résister par leur seule volonté et ceux qui deviennent minuscules, pour s'infiltrer dans d'autres formes, d'autres éléments et continuer d'exister. Parfois ainsi, ils passent d'une densité à l'autre, par la magie du temps ou la grâce du feu.

La Terre fertile, maternelle, provient des résidus, des minuscules morceaux de riens et des restes laissés par les êtres vivants rapides ou lents, durs ou mollassons qui s'agitent de la surface de la terre jusqu'au sommet des grands arbres. Toutes ces minuscules récoltes de poussières et de semences s'ajoutent et s'agglomèrent pour créer un terreau fertile, neuf, source de vie, niche salutaire pour tant d'indésirables et nurserie pour de mignons bébés. Qui n'a jamais été ému par la naissance d'une jeune pousse qui tire avec vaillance sur sa jeune collerette, la racine blanche et molle trainant tel un cordon ombilical au fond du pot, cherchant la substance qui la fera grandir sans faillir jusqu'à sa maturité. La vie foisonne, qu'on la soigne avec amour ou bien qu'on la traite avec indifférence. La Terre accueille sur son ventre tous nos pas. Nous y usons nos illusions et finalement elle a raison de notre orgueil. Nous finissons en elle. Elle nous reçoit tels que nous sommes et jamais ne se plaint de rien, elle nous accueille et nous accompagne encore jusqu'à la fin.

Communiquer avec les Anges

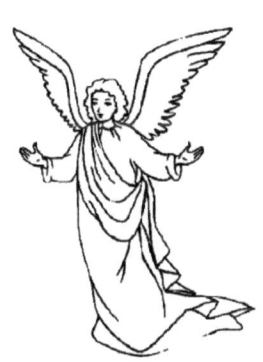

Les Anges ne connaissent pas la Négation : "ne pas" "non" "peut-être" a disparu de leur vocabulaire, ainsi que les termes péjoratifs et critiques.
Lorsque nous communiquons avec notre ange-gardien (notre guide spirituel) et nous lui disons : "J'en ai assez, je ne veux plus travailler avec untel, il m'énerve, il ne me respecte pas », votre ange-gardien entend ceci : "Je suis satisfaite, je veux travailler avec untel, j'ai de la colère contre lui, il me respecte"

Alors, notre Ange répond : "Pardonne!" et tu seras libéré de ta colère.

Les anges ne perçoivent <u>jamais</u> l'origine de la négativité sinon ils s'appellent des Démons ou des « Anges-déchus ». Ils ressentent notre énergie négative comme provenant de nous puisque nous sommes les créateurs de nos sentiments : la négativité est de notre faute puisqu'elle émane de nous! Donc, si nous sommes en lutte avec quelqu'un, les anges ne perçoivent que notre responsabilité personnelle dans le conflit. Seul celui qui leur parle existe puisqu'ils vivent dans le Maintenant, le Temps de l'immédiateté éternelle. Cela ne sert à rien de geindre et de leur expliquer combien les autres nous font du mal, eux sont absolument sûrs que nous sommes les auteurs de notre malheur parce que nous préférons souffrir, d'ailleurs ils nous demandent chaque fois "d'entrer dans l'harmonie", de "choisir la Paix".

Lorsque nous communiquons nos besoins aux Anges, soyons le plus clair et le plus positif possible dans notre vocabulaire en sélectionnant les tournures de phrases pleines d'espoir, d'ouverture et de curiosité.

Dans le cas de l'exemple précédent ; vous souhaitez changer de partenaire de travail, dites plutôt : « j'adorerais trouver un travail qui mettra mes qualités en valeur, qui m'amènera à vivre en harmonie avec mes collègues, à trouver des amis. Ou bien « aidez-moi à trouver un partenaire amoureux qui partage mes passions ». En pensant positif on se représente le résultat escompté et les Anges visualisent ce que nous recherchons et nous aident à l'obtenir, sauf si nous n'avons pas terminé un travail. Leurs objectifs à eux ne sont pas uniquement notre bonheur humain, ils doivent défendre notre âme et les objectifs de notre âme sont plus ambitieux et plus détachés de la réussite matérielle, cet objectif principal compte plus que le bonheur humain.

Petits Exercices pratiques de méditation.

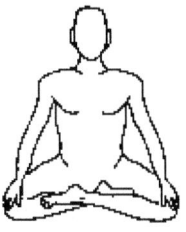

Méditation 1. Apprivoiser son âme.

L'énergie de l'âme est comme toi. Elle te ressemble quand tu es libre de toutes les pensées. Nous sommes inclus à un métissage d'énergie, mais lorsque tu es assis ici avec moi, tu es d'abord toi-même, l'énergie qui vient à toi est une part de toi ; aimante, puissante et tendre. Qu'elle vienne de ton cœur et s'étende autour de toi, ou qu'elle descende de ton ciel vers le cœur, tu ressens sa présence comme une partie supérieure et étendue de toi-même. Laisses-toi enveloppé. Tu es choisi pour faire alliance. Laisses l'âme pénétrer par osmose dans ton coeur. Tu es soutenu, fortifié et apaisé. L'assise de ton corps, ton bassin s'affirme ; puissant, solide, les jambes sont renforcées, la musculature est détendue et tonifiée, la plante des pieds s'accroche au sol. L'énergie te traverse, forte et repousse le sol devenu plus léger, plus fluide. L'énergie de l'âme t'ouvre à d'autres horizons. Mentalement ton esprit découvre de nouvelles sensations. Tu respires un nouvel air. Tu es vivant d'une manière inédite, fraîche, baptisé d'une eau vitale. Cela prépare la rencontre avec la conscience qui reçoit et baptise ton âme nouvellement émerveillée. Tu ne te sentiras plus jamais isolé, car tu vis en Elle, Par Elle et grâce à Elle. Faire alliance entre l'âme et la conscience est un acte gratuit de mariage pour le plaisir d'aimer. L'âme s'appuie sur l'Amour dès qu'on lâche prise de ses peurs, de l'orgueil : tu ne peux pas décevoir la conscience, elle ne juge pas, elle voit, ton âme lui appartient mais elle te la laisse, pour que ton corps lui transmette tout ce qu'il vit. Aimes-toi. Acceptes-toi et laisses vivre la conscience en toi, comme un ami de ton âme, de ton cœur, de ta chair.

Méditation 2 : La méditation du brin d'herbe (développer l'Humilité)

Je me suis assise sur le gazon et me suis demandée comment les brins d'herbe, si fragiles, si petits, si nombreux et toujours en concurrence trouvaient le courage de se redresser puisqu'ils n'y gagnent rien. Le fait de m'assoir au milieu d'eux m'a fait comprendre une chose essentielle : ce n'est ni la taille ni la force qui comptent mais l'Acceptation de l'Amour « d'en-haut et d'en bas ».

Installez-vous le plus confortablement possible -la position n'est pas si importante- ce qui compte est votre détermination à élargir votre être à ce qui vous entoure, de faire corps avec les brins d'herbe. Sentez-vous léger, petit, calme, détaché des préoccupations humaines, des contingences, elles se rappelleront à vous bien assez tôt. Le brin d'herbe est souple, il se déplie lentement dans une respiration calme et profonde. A l'inspir, il étire sa tête vers le haut pour la tenir dans l'allongement du corps. A l'expir, il se laisse aller vers la terre pour s'associer à tous les autres brins d'herbes et se sentir aimé, recroquevillé pour sentir la chaleur du sol. Il se relie par la racine avec ses compagnons, créant une treille d'individus soudés par leurs valeurs communes. La terre est tendre, l'humus humide ancre les racines, lui sert de foyer. Le ciel offre le soleil et la brise. Entre le ciel et la terre, le brin d'herbe cherche l'harmonie, il est petit mais vivant. Il se dresse au milieu de ses semblables partout sur la terre, il colonise, s'étend, s'étale et couvre le sol. Il est petit mais ses semblables étendent son pouvoir individuel, le rendant fort, vif, puissant en même temps qu'innocent, humble, doux. Son énergie nous met en contact avec les autres, avec le monde...au niveau du sol : hors compétition, nous puisons tous notre énergie de la même terre, nous sommes liés à cette matrice, nous dépendons de son amour, et nous en ressentons fierté et gratitude, sans orgueil, sans prétention, pour le plaisir d'être soi.
Faites cette expérience avec sincérité et vous comprendrez que la simplicité, le courage et la foi en la vie n'appartiennent pas seulement à notre espèce. Ces valeurs s'expriment tous les jours autour de nous, si nous avons la sensibilité juste et l'écoute attentive aux autres formes de vie.

Une autre possibilité de méditation est de créer un espace d'énergie dans un endroit défini et d'y venir pendant plusieurs minutes et à la même heure durant plusieurs jours consécutifs jusqu'à créer un *cercle aurique différencié*. Il faut n'avoir aucune peur de l'énergie. C'est très surprenant de voir un déploiement d'énergie; on a la sensation que le corps s'allège et on sent sa conscience ouverte sur le monde, comme si la pensée collective s'étalait en-dessous de soi.

On est présent au-dedans et à l'extérieur de son corps, conscient de posséder 2 niveaux de consciences distincts, deux niveaux de sagesse superposés interagissant selon des normes et une logique appropriée à chaque niveau, comme si nous avions un double. L'expérience individuelle de ce déploiement permet d'ouvrir des portes, mais pas de vivre entre deux mondes, il faut un détachement des habitudes humaines pour changer de dimension ou de fréquence vibratoire définitivement, cela entraîne de nombreuses conséquences. C'est un peu comme voyager dans le temps. Les films « Matrix » et « La Belle Verte » décrivent ces variations de perceptions. Comprenez que depuis toujours ces choses sont accessibles à l'humain mais il faut écrire des œuvres de Science- Fiction pour les expliquer sans être jugé comme un aliéné.

Aujourd'hui la Science est plus ouverte et admet que le Temps, la matière et la conscience sont des états de l'énergie constituée d'ondes avec des différences variable d'amplitude et de longueur : la théorie des cordes développée par la science quantique est une prémisse à une nouvelle expansion intégrant Science et Conscience. Dans ce cadre, on pourra bientôt utiliser la prière comme un moyen technique de créer un alignement entre l'intention consciente, l'énergie corporelle et les sentiments. La prière mobilise tous les muscles spirituels, lorsqu'on accepte de recevoir, elle est un moyen réel d'obtenir la prise en compte de ses besoins vitaux.

Le Trône de Lumière (développer le pouvoir, la Royauté intérieure)

Le Trône de Lumière est un symbole offert à notre conscience humaine pour reprendre en main sa puissance spirituelle. C'est l'occasion d'entrer dans un autre niveau de responsabilité et d'unité entre les aspirations universelles et notre comportement humain. Evidemment la montée sur ce trône, situé sur le plexus solaire, sur le diaphragme, est un moment où l'ego peut se montrer possessif, une occasion donc de le voir sortir des limbes diffuses où il aime à se cacher, profitons-en pour le mettre « dessous » le pouvoir de l'être spirituel, qui ne l'écrase pas mais l'insère à sa juste place, lui donnant le rôle de défendre les intérêts humains lorsqu'il y a besoin.

La véritable puissance ne vient pas du trône mais du sentiment d'adoration qui émane du Cœur. Cette dévotion infinie est la Source de l'Amour en Soi. C'est de cette source que l'aura se charge d'ondes positives, qu'elle donne et reçoit autour. C'est encore de ce centre que la Conscience aime, envoyant là où elle le désire ses intentions bienveillantes. La première émotion est une sensation de légitimité et de victoire qui s'installe entre le corps et la conscience. De l'énergie descend le long des canaux intérieurs, revitalisent le corps, les os, imbibent l'aura toute entière dans la mesure où celle-ci est dégagée des dysfonctionnements (il faut voir un ostéopathe si vous avez un doute)

Cette méditation crée une montée en fréquences vibratoire, restaure la confiance en l'avenir, le sentiment de pouvoir créatif sur sa vie. Ces bases nouvelles servent de plate-forme pour imaginer un nouveau rêve, une nouvelle façon de vivre, en liaison avec l'Abondance et les bienfaits que nous avons mérités. Toutes les étapes nous ont appris à maîtriser nos émotions négatives, nos peurs, nos manques. Nous sommes devenus aptes à guérir notre âme des pertes, des désillusions, des blessures que la vie ne manque pas d'infliger. La vitalité revient à travers ces énergies accessibles, fluidifiant nos relations avec les autres, permettant de retrouver nos familles de Lumière.

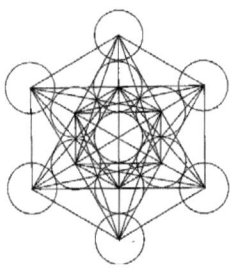

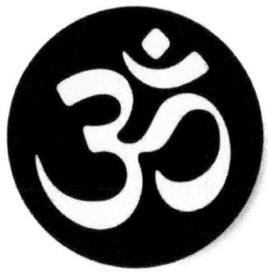

-L'importance du son « Om » (être en Harmonie avec soi-même)

Certains atteignent désormais un état de sérénité et d'unité avec le son universel « Om », sans effort, sans être en méditation. A peine nous intériorisons-nous que nous entendons ce chant permanent qu'est le « Om » issu du Cœur de l'Univers et du nôtre en harmonie. Il s'agit de l'Harmonisation entre les chakras supérieurs et le centre du cœur à la fréquence de l'amour universel. A certaines heures, le chant change et devient Ra/Ma ou Bra/Ma. Ainsi, quelque soient les heures et le niveau qu'atteint la méditation, le doux bercement des sons des hautes consciences universelles s'harmonisent avec notre conscience humaine. Les syllabes expriment des mouvements du Cœur vers l'extérieur ou bien de l'extérieur vers le Cœur. Selon la nature de l'énergie, les syllabes deviennent l'expression des Principes féminins ou des Principes masculins. Sachant que Masculin signifie « action et mouvement » et que Féminin signifie « réception et imperturbabilité ». L'échange équilibré entre ces principes constitue l'Essence de notre univers qui est amour, énergie nourricière qui entretient, stabilise, enserre. S'ouvrir en pensée à l'amour universel, est un préambule à l'éveil de la conscience, cela adoucit les pensées conflictuelles et allège les tensions qui surgissent lorsque l'on communique avec les autres ; le comportement progressivement s'aligne sur les pensées de tolérance, d'empathie sans nous affaiblir. Au fil du temps, les raisons de se sentir dérangé par les comportements des autres diminuent parce que notre esprit s'est élargi. Mais, lorsqu'il s'agit de véritablement « accepter » l'énergie des gens, tels qu'ils sont, sans même chercher à les exclure ni à les changer, alors notre propre énergie n'est pas toujours suffisamment stabilisée. Penser positif est une chose, Vibrer positif en est une autre, qui demande de vraiment aimer les gens, surtout ceux qui nous dérangent. L'Etat d'Unité vient pour nous aider à réussir ce défi. Le fait de pouvoir sentir l'appui de l'univers au-dedans de nous tout au long de la journée nous permet de nous ressourcer instantanément et de supporter les perturbations occasionnées par les énergies contradictoires qui nous environnent. Cette Union progressive avec ce « quelque chose » d'immense et doux, est un processus continu qui a lieu sans notre intervention, une fois qu'un certain nombre de paliers ont été franchis, les étapes suivantes semblent plus douces et plus précises. Ainsi, nous allons chacun développer une aptitude particulière à canaliser une sorte d'énergie, qui sera à la fois notre privilège et notre Service. Cette énergie commence dès maintenant à se faire reconnaître : elle est à la fois notre quintessence divine individuelle et notre lien à l'Univers dans sa neutralité, dans sa diversité. L'Etat d'Unité « Om » sert principalement à donner un appui à ma conscience pour que le Cœur et l'Energie suive le mouvement de cette transcendance.

Chapitre 5

La Conscience et l'Amour Universel

-**Aimer** : les différents aspects de L'amour Universel

La perception de l'amour ne se limite pas à une religion ou à un personnage historique. Je vous prie d'excuser ma prétention, si vous êtes blessé par mes propos, considérez que j'ai tords, et que la vie m'enseignera plus tard sa vérité.

A toutes les époques les gens désirent convaincre que leur interprétation de Dieu est la meilleure, et à chaque fois naissent de nouvelles versions religieuses qui s'adaptent à l'évolution des consciences et aux peurs du moment. N'essayons pas de convaincre, simplement voyons comment l'Amour progresse à travers le temps, comment Il agit à travers les époques ainsi, chacun choisit librement sa façon d'aimer.

Au commencement la vie s'exprime par la Pulsion de la reproduction et la multiplication. Les végétaux, les insectes, les animaux, les humains sont poussés à rechercher un partenaire pour engendrer une nouvelle génération. Au départ, il n'y a aucun code d'attirance, aucune règle à suivre, seulement des impulsions au hasard des rencontres. Avec le temps, les êtres se raffinent, ils accumulent des expériences et reconnaissent les meilleurs aspects de leur espèce, alors des techniques de séduction et de captation de l'attention d'un partenaire voient le jour.

Des rayures et des masques pour se cacher des prédateurs ou des maquillages pour mettre en évidence les contours, des ornements, des odeurs, des danses, des façons de réaliser les nids, des codes d'hygiène, des hiérarchies entre les membres du groupe : ces techniques viennent organiser les relations entre les individus. Les végétaux, les insectes, les animaux, et les hommes s'utilisent les uns les autres comme messagers, parure, aides à la séduction et à la colonisation de nouveaux espaces. On démontre sa force, son intelligence, sa capacité d'adaptation et l'on fait de son mieux pour conserver sa vie et celles de ses descendants. L'humain a vécu longtemps ainsi, sans se préoccuper d'autre chose que de la nourriture et de son bien-être immédiat : être bipède ne lui donnait pas le sentiment d'être différent des autres êtres vivants. Puis, l'Homme s'est mis à rêver consciemment. Il a pris conscience de lui-même, a dessiné ses actes et il s'est différencié ; il s'est nommé et à nommer les autres sans que les autres êtres puissent le nommer en retour. Ce fut le premier pas vers son élévation.

Au fil des situations l'Humain a nommé de nombreuses choses, des plus triviales aux concepts abstraits, parmi ces choses, il a découvert l'attachement, la tendresse, l'esprit de protection, l'amour. Ces sentiments ne pouvaient pas être nommés, ils appartenaient aux aspects cachés, intimes : à l'âme. Mais en se développant, l'âme de l'Homme a fait évolué ces sentiments, les a peint, les a écrit, les a partagé. Ces aspects occultés, irrationnels étaient finalement utiles pour créer des liens plus puissants que ceux de la survie ordinaire, ils permettaient de renforcer un clan, une famille, et de forger des symboles nécessaires pour nourrir l'unité entre les clans : c'est ainsi que sont nées les Nations. L'amour de son territoire, de ses proches, de ses possessions et ensuite l'amour des symboles d'union permettaient de dépasser la peur de mourir, la peur de l'inconnu et de conserver le courage dans les situations créant de la peur. L'amour est un liant, un facilitateur de relations, une force pour tous ceux qui le portent.

Il arriva un moment, où l'Humain s'aperçu qu'il était capable de s'affranchir des peines, des difficultés inutiles. Il commença par se libérer des charges pesantes et se fit aider par les animaux. Puis il aimât ses animaux domestiques et les affranchît en créant d'autres techniques. Vint ensuite l'affranchissement des enfants car l'Homme s'est aperçu en aimant ses enfants, que leur éducation était importante pour la progression de sa famille, de la société. Lorsque l'Homme commença à vouloir séduire et se faire aimer de la femme, il l'affranchit des tâches ménagères et des corvées et la société changea : la mode, les pensées, la musique, les mœurs - l'ensemble des choses s'organisait différemment- lui-même se sentait plus libre, libre jusqu'à s'affranchir de la gravité et des comportements héréditaires. Tout le monde progressait, sauf ceux que l'Homme ne considérait pas comme ses égaux. Il a fallu que les minorités s'affranchissent elles-mêmes des préjugés et du manque d'amour pour que l'Homme commence à les tolérer, puis à les accepter comme partie intégrante de son monde. Les métis, les noirs, les homosexuels, les handicapés se sont eux-mêmes libérés des limitations qu'on leur imposait pour s'inclure -grâce à leur conscience- dans l'Humanité. Non qu'ils n'en faisaient pas partie dès le départ, mais personne n'avaient pris conscience que leurs vies n'avaient pas la même importance et peu d'êtres s'impliquaient pour que les choses évoluent. Pourtant le temps a démontré que l'amour permet d'effriter les obstacles par le Respect de soi et des autres : il aide à créer sa vie selon ses propres besoins de liberté, à obtenir l'allégement des charges physiques et psychologiques et pourquoi pas l'étendre à d'autres aspects ?

L'amour n'est pas seulement un sentiment, c'est une énergie qui lorsqu'elle touche une situation, une personne, change la nature des relations que cette personne entretient avec la réalité, avec sa conscience. Aujourd'hui l'Amour se penche sur la Terre, il la touche et nous oblige à considérer notre puissance, à alléger nos peines en prenant du temps pour aimer la planète, nous nourrir moins et mieux, produire et consommer avec plus de conscience afin de ne plus nous sentir emprisonnés dans une course effrénée qui nous éloigne de notre bien-être, de notre évolution. Notre âme a appris à se nourrir de beauté et de lumière, elle a su exprimer ses facettes les plus laides, maintenant vient le temps d'exprimer l'Amour pour la Terre, pour l'énergie et pour l'âme de l'Humanité. Bien sûr, vous êtes libre de choisir votre façon d'aimer.

S'aimer jusqu'à l'âme.

Jusqu'à présent on nous a demandé de nous purifier de notre désamour pour la vie, de nous débarrasser des contrariétés, de nous ouvrir à une vision optimiste de l'existence ce qui –pour certains d'entre nous- était un énorme travail d'amélioration des pensées et un déconditionnement du pessimisme, du cynisme et de la malveillance gratuite. L'attention de chacun s'est tournée vers les aspects lumineux de l'âme, puis les aspects subconscients, occasionnant la libération des retenues accumulées par le passé : un nouveau « soi » plus intime, plus pur, se révèle au travers de ces mutations psychologiques, de ces prises de conscience des Droits et des devoirs, des limites et de la portée réelle des choix.

De nouveaux comportements sont choisis, guidés par les rêves, les méditations et l'intuition. Des actes posés au fur et à mesure autorisent de nouvelles manières avec en filigrane, l'assentiment de notre âme enfantine et plus tard de sa haute conscience spirituelle. Maintenant, nous comprenons que les pensées quotidiennes façonnent le devenir immédiat ou futur, que la nonchalance et l'indifférence produisent des dégâts aussi bien à l'extérieur -dans l'environnement- qu'à l'intérieur de soi, fermant à soi ou aux autres, des portes et des horizons, emprisonnant l'âme dans des routines inappropriées. Il devient facile de constater par nous-mêmes que nous formons un réseau d'énergie qui attire à soi les événements propices et utiles à notre développement intérieur, au « descellement » de nos conditionnements et que ces circonstances bien que difficiles à vivre, nous poussent à revoir notre monde personnel, nos interprétations de la vie selon un autre point de vue, moins égocentrique, laissant une place à la « main de l'Esprit ».

Nous sommes devenus conscients, au fil des découvertes et des synchronicités que le monde est à l'écoute de nos véritables besoins de l'âme et non de notre personnalité humaine, que les familles d'âmes se rejoignent petit à petit, remplaçant les rencontres karmiques et souvent conflictuelles par des amitiés fraternelles, sincères. La bienveillance s'élargie aux besoins réels de l'évolution spirituelle et pas uniquement à un soutien superficiel. Parfois évoluer fait mal. Et nos amis les plus sincères, les plus loyaux prennent le rôle difficile de révélateurs de notre plus haute vertu en poussant nos limites et nos résistances. Aimer se restreint alors à pardonner, à oublier le mal pour y voir le Bien et l'évolution produite en définitive sur notre âme.

Mais vient ensuite un autre temps. Un temps de manifestation de l'énergie d'Amour. Il y a peu, cette énergie se ressentait lors des méditations ou des grandes cérémonies mais désormais elle s'étend à toutes les heures du jour, à tous les moments, à tout le corps, en continuité. Cette énergie d'amour n'est pas destiné à quelqu'un en particulier, elle est l'énergie du cœur remplissant chaque chakra jusqu'en bas, reliant notre Ciel à notre Terre. De la même manière que nous avons habitués notre Pensée à écouter le Cœur, il faut apprendre à notre corps à écouter les courants d'énergie du Cœur, afin que progressivement tous les sens s'ouvrent à de nouvelles perceptions. Tandis que le corps devient plus sensible aux nuances subtiles de l'environnement immédiat, des « portes » énergétiques se synchronisent à nos vibrations -partout autour de nous- permettant une abondance de rencontres avec les êtres des autres plans dimensionnels.

Chaque maison peut désormais devenir un Lieu de communion, chaque corps retrouve la possibilité sacrée d'être le Temple de l'Esprit. Nous entrons dans l'ère de l'éternité, une transition vers une partie encore cachée et très puissante qui nous mènera à la conscience de notre immortalité et à la manière de rétablir l'Alliance. Notre corps est l'outil de sa propre rédemption vers l'Esprit. (Rédemption signifie ici « retournement ») Il devient simple d'aimer par amour de l'énergie d'Amour. Pour le respect et la plénitude que l'Amour apporte à ton cœur, par sa force douce et persistante, il ouvre toutes les portes. Qui s'opposerait à la douceur ? Qui peut résister à la fluidité? Il n'y a plus de barrières entre toi et les autres : tu fais partie du monde et le monde est inscrit en toi.

L'Intention est une énergie de demande mais au lieu de la projeter à l'extérieur de soi, on se positionne au cœur de soi afin de recevoir l'intention en soi. On ne demande pas à quelqu'un d'extérieur, on demande à matérialiser un Vœu que l'on adresse à sa propre Conscience. C'est l'âme qui est notre marraine, notre accompagnatrice. L'alignement de la conscience et de l'âme forme une énergie ample qui permet à l'esprit humain de réaliser les rêves. L'âme est une projection de notre être dans une dimension de conscience différente, où tous les possibles sont déjà atteints. En méditant on affine la perception des nuances entre les strates de consciences superposées les unes aux autres, formant des niveaux d'actions séparés par des voiles auto-imposés et délimitant le « possible ».
Notre intellect humain n'est pas celui qui détermine nos véritables possibilités, aussi ne s'agit-il pas d'ouvrir nos « croyances » mais d'ouvrir notre énergie à de nouvelles sensations, à une nouvelle conscience du réel. Ce processus commence par la visualisation de ce que l'on aimerait voir se réaliser et se poursuit par l'ancrage de l'Intention dans sa vie par un geste, une action qu'il active ce désir dans la réalité. Les sensations corporelles, l'énergie, la volonté, les sentiments doivent contribuer et donner du « corps » à l'Intention jusqu'à faire vibrer l'énergie autour de soi en un cercle lié à l'objectif et à "ici".

La réalité de l'âme fusionne dans la réalité humaine consciemment.

L'Univers répond dans les moindres détails à nos visualisations. Ensuite, il faut accepter de vivre "l'envers du décor", ce à quoi l'on n'a pas pensé et qui fait partie des conséquences du changement. Tout rêve a sa contrepartie et il faut vivre toutes les faces de ses choix. Comme dans le sport : avant la compétition on s'imagine en vainqueur, lorsque l'on gagne on est euphorique, tout est génial mais ensuite, il y a le blues de "et maintenant, je fais quoi?"
On ne peut pas réaliser tous ses rêves car il faut beaucoup d'énergie pour "monter" une matérialisation, donc autant choisir quelque chose qui permet de

progresser humainement. Lorsque l'on a une Intention très forte, bien droite, on reçoit les guides qui mettent en route "l'événement déclencheur" au bon moment pour soi et tous les autres. Ainsi il arrive que l'on doive patienter pour réaliser quelque chose d'important, qui nous touche personnellement mais qui sera un déclencheur de prises de conscience ou d'évolution pour tous ceux qui nous connaissent. Nous sommes imbriqués les uns aux autres, aucun ne peut s'attribuer des bénédictions sans que cela ait un impact sur l'entourage direct et indirect.

L'âme est placée dans le chakra du Cœur pour les êtres humains et plus haut pour les êtres éveillés. Lorsque corps et âme sont réunis par un sentiment d'unité ; on saisit avec sa conscience « **le fil de vie** » qui nous relie à notre quintessence. On quitte le monde de la psyché humaine pour entrer dans une dimension non-duelle, transcendantale, et l'on devient un éveillé dans l'âme et la conscience. La Conscience immatérielle de soi est appelée vers ce corps humain pour l'englober, elle l'attire vers Elle, c'est une ascension vibratoire et physique. Réussir à établir suffisamment de maturité spirituelle dans la personnalité humaine pour qu'elle supporte le flux d'énergie et de conscience spirituelle dans un corps humain demande du temps et du détachement. Il faut que le corps subisse des modifications en profondeur et s'adapte à une autre manière de vivre cela entraîne des conséquences énergétiques pour tous ceux qui sont reliés à ce corps, à cette âme, à cette conscience.

On cesse d'être un élève dès l'instant où l'on se sent responsable du bonheur des autres autant que du sien, que l'on est capable d'aimer tous les êtres aussi largement qu'une planète. Comme chez les arbres, il s'agit d'une croissance en prenant un "cercle intérieur" de stabilité et de responsabilité, d'englober l'autre en Soi. Pour établir cette croissance, il faut renoncer à la souffrance (la victime en soi) et choisir d'être vainqueur afin d'être le "parent"/créateur de ses propres choix et de leurs conséquences et assumer « ce que je suis en énergie et en conscience ». Se sentir satisfait de sa vie, l'aimer, y voir les qualités que nous avons su développer, ne plus chercher à fuir ceux qui nous entourent mais être fier de notre progression et assumer ce que nous sommes devenus. Cette autosatisfaction va d'abord faire enfler l'égo, mais l'effet secondaire est salutaire, le taux de confiance remonte ce qui active l'énergie vers le haut, d'une manière verticale et solide. Cette acceptation de soi stabilise l'énergie.

L'égo sert désormais de protecteur attentif à l'enfant que nous avons été. Nous devenons nos parents en esprit. Nous croissons intérieurement jusqu'à devenir le parent de nos parents ou de nos grands-parents, nous intégrons nos actes quotidiens à l'aspect sacré de la Vie : tous les éléments communient en nous. Alors, les transformations commencent à apparaître dans les émotions et les sentiments des gens qui nous entourent, ils deviennent plus respectueux et chaleureux car l'amour que l'on se donne en profondeur, nous le recevons des autres et on le rétribue sans se fatiguer.

Ces changements extérieurs forment la base pour affermir sa confiance dans le processus d'évolution globale, à partir de cette base il est plus facile de s'engager avec son âme pour aller plus haut, sans risque de perdre sa Foi. L'Amour, la Patience, la Compassion, la Volonté forment les piliers de toute progression. Je vous aime.

L'Etre de Lumière

L'Etre est conscience et sentiment fusionnés avec la Vie. C'est une communion de chaque instant : à chaque inspir, on ressent les éléments intérieurs, les niveaux de conscience qui s'articulent en nous. A l'expir, la communion se fait avec la Vie, comblant l'être d'une sensation de complétude, d'union avec l'ensemble du Vivant par la communion de l'énergie. L'Etre se sait fraction intégrée et indivisible du Tout Lumière, du Tout Conscience, du Tout Amour ; d'une énergie si vaste qu'elle existe sous de multiples formes et particules jusqu'aux dimensions interstitielles et plus loin encore, dans des zones qui ne se découvrent qu'avec l'Intelligence mise à nue, baignée dans l'océan du Vide d'où tout renaît une fois encore, transformé, purifié, raffiné. L'Etre reconnait le vide comme partie du Tout manifesté et non manifesté; ce vide qui deviendra matière, lumière ou qui restera à l'état de lumière non-visible, impalpable, telles de lointaines limbes s'éloignant au fur et à mesure que l'être tente d'y projeter sa conscience. L'être anticipe sa fusion avec Ce Qui Est Lumière, ce qui est Vie, espérant retrouver en ce Centre tout-puissant les dimensions perdues au travers les déchirements des différentes naissances. Nous étions un réceptacle, une particule fragmentée et l'objectif est de le reconstituer par un jeu de masques et de personnalités. La vie est basée sur l'échange entre les Etres et leurs états d'être.

Cet échange nécessaire contraint à se frotter aux autres, à perdre l'intégrité et l'innocence de l'origine pour constituer une autre identité avec ce que nous recevons au passage. Cette interaction permanente fait perdre le fil de Qui nous sommes en essence. Mais si nous nous perdons d'abord, c'est afin de mieux nous réunir ensuite sur des bases plus fouillées et approfondies. La recherche de Qui nous sommes, nous pousse à aller vers un état perdu d'avance -c'est ce que nous croyons- pourtant, on s'aperçoit au fil des recherches que les échanges ne nous changent pas fondamentalement ; notre nature essentielle s'est simplement élargie aux expériences créer par d'autres : nous nous diluons, nous nous colorons des autres, mais nous conservons au centre de notre conscience originelle, l'empreinte du « Je originel ». Cette implacabilité de l'échange crée malgré nous une séparation entre ce que nous avons été et ce que nous semblons être. Ce souvenir de notre pureté originelle est conservé par l'ego; il nous identifie à ce que étions au début de cette course à l'échange, et il se plaint de ce nous avons perdus, avant de saisir toute la mesure de ce que nous avons reçus et d'accepter nos progressions ou digressions.

Nous sommes des Alambiques, des tubes à essais manipulant et condensant la lumière jusqu'à la densifier au carbone. Transformer ce carbone en diamant demande de rester sous pression, une pression psychologique ou magique. La pression du désir, de la tension vers l'infini, alors que nous nous sentons si souvent écrasés au sol, alanguis, oubliés. Se relever est un effort qui s'initie de l'intérieur, par une aspiration à la légèreté de l'Etre. Pas seulement du corps. Pas uniquement de l'âme ou de la conscience. C'est l'alignement des 3 avec la conscience des différentes natures que l'on porte en « Soi ».

Conscience –Présence des différents mondes dans lesquels nous nous sommes implantés et leur point zéro : ce point magique, ce centre -ascenseur qui servira à passer d'un plan d'équilibre à un autre. Le vide sert de passage depuis toujours, on y inscrit sa marque et l'on dépasse toutes les attaches énergétiques. En avançant dans la dilution des poids dont on s'est chargé sans trop comprendre ni comment ni pourquoi, on revient vers cette intégrité, vers l'innocence. Le corps se libère de sa mémoire et dans l'âme tout s'étire créant un soulagement, une bénédiction. D'autres consciences témoignent de notre capacité à nous projeter vers de nouveaux envols. Le cycle de descente vers la densité se referme ; les échanges ont été analysés ou rejetés pour mieux y ronger les liens inutiles, ce qui est lourd disparait; le but essentiel est atteint. L'être fusionne avec l'âme, y inscrit sa sagesse puis repart vers d'infinis ailleurs.

Le Vide a ravivé une vérité primordiale : l'Esprit devient la matière, la matière est une construction énergétique stabilisée grâce à l'Intention de l'Esprit. Tout ce qui nous entoure, tout ce que nous percevons est né d'une intention mais la puissance qui a créé tout ce que nous percevons nous dépasse par sa grandeur, sa puissance de concentration et sa constance. Ainsi, nous reconnaissons que Cela est Intelligent, organisé et clairvoyant au- delà de ce que nous pourrions imaginer : nous constatons simplement que nous provenons de quelqu'un ou de quelque chose dont l'Inspiration est si grande et tellement ordonnée qu'elle semble immuable. Nous sommes ses Fils et ses témoins figés. A l'œuvre, toujours les mêmes principes, orchestrés selon des pressions et des densités différentes mais unifiées en Une même Intelligence. La séparation que nous expérimentons par nos limitations est une illusion. Je suis Dieu sous une forme mineure et ma conscience comme la vôtre, désire revenir à sa première grandeur. L'Etre se sait partie d'une multitude de réalités, cela dépasse sa conscience individuelle et il fusionne avec celles des autres en un nouveau champ d'énergie, la noosphère. Dans ce nouvel océan matriciel l'être se reconnait petit au regard de Tout ce qui est créé ; sa seule certitude, la vérité la plus profonde qu'il ait atteint, celle qu'Il a expérimentée et qu'il conserve dans sa mémoire est le reflet de sa Lumière, feu follet immortel. La réalité de l'Etre est vérifiée par la science : il n'y a pas de vide qui ne soit habité de lumière, il n'existe pas autre chose que les ondes de lumière.

La Vacuité de l'Etre.

Pour percevoir notre lumière intérieure, notre conscience individuelle se referme sur elle-même, dans un vide existentiel. Ce vide intérieur est perçu comme réel, notre conscience flotte dans la vacuité. Le vide n'est pas l'abîme : point de chute, ni de jugement, point de remarque ni de châtiment, seulement la douceur des pétales écloses, de l'énergie concentrée et raffinée en coussin d'énergie colorée. Ce temps suspendu entre deux respirations, espace de transition, de repos, de régénération avant une nouvelle projection, une autre floraison. Dans ce silence résonne quelques tintements de clochettes, sons clairs, preuve que l'échange avec l'Esprit se poursuit, que le rayonnement de lumière n'a pas ternie, que la Lumière continue de briller toujours. En touchant du bout de la conscience le vide–qui le traverse de haut en bas- le cœur glisse et rayonne sa lumière : nous sommes notre propre chant. Nous brillons notre nom, je vous salue Etoiles !

Transcendance :

Lorsque les vagues d'énergies solaires éthérées entrent en contact avec notre corps, nous sommes traversés par un sentiment d'élargissement qui se produit depuis l'intérieur vers l'extérieur. Les centres d'énergie s'ouvrent soudainement épanouis, révélant la plénitude et l'union avec le Vivant. Le corps d'énergie fait descendre ses longs pétales en manteaux invisibles et subtils. Lors de ces instants de communion, le corps physique ressemble à une ancre, support un peu lourd et pataud en comparaison de la légèreté de l'être d'énergie. Sentir avec le cœur ouvert est une Joie partagée par ceux qui nous touchent et le lieu sur lequel s'étend notre énergie. Nous sommes l'enfant et le créateur.

Vers l'état de Pure Conscience

Ni l'intellect ni les ressentis ne sont aptes à saisir la nature de la Conscience Pure, elle est sans forme, sans corps, sans limites. Elle baigne dans l'Océan des Intelligences, reliées entre elles à une Matrice cosmique dont la forme est une fleur gigantesque, dont chaque pétale contient des milliers d'Univers de Lumière.

Ce n'est plus avec notre cerveau, ni avec nos sens physiques, ni mêmes avec nos émotions que nous pouvons « toucher » ce qu'est la Conscience Immortelle. Il faut abandonner le monde tangible des formes et les fonctionnements de ce que nous appelons « le monde réel ». Il ne s'agit pas de se jeter à corps perdu dans des extases, des émotions ou des pensées, aussi sublimes soient-elles.

Cela demande de s'extraire de la psyché, qui ressemble tellement à une toile d'araignée née de l'apparition des pensées dans l'espèce humaine.

Dans un ciel noir, sans étoile, sans souffle, sans limite de profondeur, un trou se forme où la pensée n'existe pas.

Le monde de la pensée et l'autre monde -vide et épais à la fois- sont juxtaposés ; comme si la lumière était un monde et que l'ombre était tout le reste, sur des rayonnages invisibles, les potentiels de tout ce qui existe, existera, a existé attendent l'émergence d'une intention pour matérialiser un mouvement d'énergie, qui deviendra une géométrie de lumière, qui s'agglomérera à la personne la plus apte à la matérialiser.

Le monde des idées est plein de diversité, de vitalité, de mouvements, de couleurs, léger, inconsistant, vibrant, il voûte notre monde, il est l'illusion puisque ce qui apparait est fugace et remplacé.

Le monde de l'incréé est profond, opaque, silencieux, connaissance immédiate, union indifférenciée, Etre, Plénitude et Silence.

Ce qui éloigne les Hommes de cette conscience Une, indivisible est la Culpabilité. La Culpabilité est une douleur de l'âme issue de la honte d'avoir été conçue dans un corps incapable de se relier par lui-même à l'Unité. Le fait d'être conscient de la séparation, et de recréer un pont avec cet état d'unicité, reconnecte à un état de joie inaltérable.

En revanche, la honte trouve chez chaque personne des raisons d'exister et nous la mettons en scène à travers les drames du quotidien.

La Conscience Pure est capable de connaître tous les stades de développement de toutes les potentialités de vies qui la constituent, sans avoir émise aucune énergie en dehors d'elle-même. La Conscience existe comme un Etre autonome, éternellement satisfait de lui-même, éternellement conscient et ouvert à de nouvelles créations autosuggérées, auto-révélées dont les êtres vivants sont une manifestation.

La Vie portée par la Conscience Pure prend des formes multiples. La séparation de l'état d'unité reste marquée par un vide, conscientisé sous la forme d'une culpabilité. Les particules de consciences individualisées se jugent mauvaises puisqu'elles sont séparées de l'Esprit Universel, de la complétude, elles vivent dans la séparation, donc dans le « mal ». Ainsi gagner son autonomie, être visible, vivre dans un monde extérieur à la Conscience Pure c'est nécessairement faire « quelque chose » et s'établir dans une densité étrangère à l'Unité de Conscience avec l'Esprit, se priver d'Etre dans la Conscience Pure.

La culpabilité naît de l'absence de Conscience Pure, cependant les choses existent parce que la Conscience les a permises. Il ne sert à rien de souffrir pour garder le souvenir de la Conscience Pure. La Conscience Pure nous a donné l'occasion de vivre une expérience en dehors d'Elle, mais à tout moment elle est en contact avec nous par le développement de notre conscience qui nous habite, Nous ne sommes pas réellement séparés, au fond de nous, nous conservons quelque chose de sa nature, ainsi que toutes les choses qui nous entourent. Notre monde, notre univers provient d'une seule et même source. Chaque arbre, le bruit du vent, les cycles et les formes sont liées. Seule la Conscience humaine se torture. Accepter comme une chance d'avoir reçue une vie et une Conscience autonome est une clé pour retrouver l'état d'Etre Originel. Faire cela sous-entend de devenir le créateur de ses propres expériences en intégrant l'âme au corps. Ensuite, il faut aider l'âme à s'ajuster à la Conscience qui réside en chaque cellule de notre corps. La Conscience cellulaire est la clé de tous les envols.

Les applications pratiques de l'énergie et de la conscience réunies.

Sur Terre nous envisageons la réalité comme étant la même pour tous les gens vivants dans une période de temps. Pourtant la réalité psychologique, technique et économique démontre que cette théorie est une projection mentale idéalisée mais pas une réalité vécue puisque tous les continents et toutes les personnes vivant dans cette période de temps n'appliquent pas les mêmes concepts à leur vie. Le langage New Age nomme « multi-dimensionnalité » le mille-feuille des niveaux de conscience et des énergies diversifiées. Nous sommes entrés dans la multi-dimensionnalité mais nous ne l'appliquons qu'à des notions psychologiques, technologique ou de développement économique (liés aux chakras inférieurs au chakra cardiaque)
La pleine multi-dimensionnalité inclut la conscience des espaces et des concepts purement divins, elle ne s'arrête pas au développement multidimensionnel des chakras racine, svadhistana et manipura. Pour voyager dans l'espace il faut développer la multi-dimensionnalité de l'ensemble des 7 chakras principaux et des 4 derniers ajoutés depuis 1987, date de la Convergence Harmonique où les décisions prises pour la totalité de ce secteur galactique furent transmises à la Terre et ses humanités qui ont choisi de participer à l'ascension universelle globale. Vous pouvez trouver des informations sur ce que sont les chakras sur le blog www.lilaluz.net ou sur d'autres supports d'information. Ici, je vais me concentrer sur les principes qui permettent de créer le Mer-Ka-Ba pour la navigation stellaire.

A quoi servent les centres énergétiques dans le cadre de la Navigation multidimensionnelle?

Les centres vitaux énergétiques sont à la fois : une source d'énergie, un moteur, un outil de réception et d'émission d'informations, une balise Argos et ensemble, ils constituent l'équivalent d'un aéronef spatiotemporel équipé des outils de navigation tels que boussole, plan de vol et carburant.

Les ressemblances avec la navigation humaine :

On établit un plan de vol en demandant l'autorisation de se déplacer au Conseil Galactique des Melchisedech (l'équivalent de la Tour de Contrôle). Ce Conseil est directement en lien avec les habitants de l'ensemble des systèmes galactiques, il est de ce fait relié à l'intra-terre (les Télosiens), eux-mêmes en relations diplomatiques avec les différents intervenants extérieurs à notre planète car ils nous représentent en attendant que nous soyons capables de nous unifier et de parler d'une seule voix. Le Grand Conseil Galactique est la plus haute autorité de notre galaxie, l'équivalent de l'ONU sur Terre et, sans leur haute autorisation, il n'est pas possible d'obtenir une « licence de vol ». Un transfert d'une dimension à l'autre est loin d'être anodin, toute chose qui se déplace entraîne des modifications dans différentes dimensions, cela a des conséquences multiples. On ne peut pas déplacer un être sans risquer de déséquilibrer des milliers d'autres choses, ainsi chaque déplacement est perçu comme une chance, une bénédiction qui coûte beaucoup d'énergie à tous les êtres et tous les systèmes qui seront traversés.

Chaque niveau d'interaction doit être d'accord avec ce qui est proposé et cela demande de très longues et nombreuses conférences pour que tous les membres concernés puissent y trouver bon compte. Lorsqu'un navigateur obtient son plan de vol, il a le droit de se déplacer selon son ordre de mission qui est encadré. Toute transgression -même minime- lui coûte son arbre des âmes : les membres de son clan ne sont plus autorisés à voyager, par anticipation des conséquences. En revanche, ceux qui respectent leur ordre de mission scrupuleusement ont la possibilité de piloter avec des équipages et de prendre à leur bord des passagers. Le capitaine d'une mission n'est pas le seul apte au pilotage, c'est une confluence de talents qui déterminent comment et pourquoi un vol a lieu. Un vol peut durer plusieurs milliers d'années incluant les mêmes personnes ou leurs descendants si un besoin de remplacement est nécessaire.

Un vol extra-planétaire doit contenir : un point d'origine, un point d'arrivée, un plan de vol et une analyse précise des conditions dimensionnelles (équivalent des courants et des obstacles pouvant être rencontrés) et les diverses autorisations.

Les différences avec les vols humains :

On ne vole pas selon des aptitudes techniques mais des capacités spirituelles : il faut utiliser sa propre énergie comme carburant pour le décollage et être capable de s'aligner sur les différents point d'alimentation sur le parcours du vol en modulant sa propre fréquence énergétique jusqu'au point zéro - une fréquence neutre- puis remonter sur l'onde de fréquence rayonnée par l'être stellaire qui nourrit la zone dans laquelle on entre.

Un Mer-ka-ba n'est pas une fusée, son fonctionnement le rapproche de l'ULM ou du planeur avec la capacité de passer à travers les matières. Les plus gros ressemblent à des dirigeables avec la capacité d'évoluer dans plusieurs dimensions simultanément, ce qui les démultiplient pour ne pas consommer trop d'énergie sur un même système vital ; l'esprit des navigateurs se branche sur un être stellaire différent, le noyau principal est réduit au minimum vital pour étirer les parties non-vibrantes jusqu'à l'invisibilité et réduire la consommation. Si je devais rapprocher avec un comportement humain, ce serait la situation du coma ou d'apnée dans les profondeurs où le cerveau est alimenté principalement par le cœur et les autres organes sont laissés en second plan, pour un minimum de perte d'énergie vitale. C'est un moyen d'économiser de l'énergie afin de mieux la focaliser à d'autres endroits. La vie est économe.

L'énergie rayonnée par les soleils est une vertu spirituelle. Nous la percevons comme de l'énergie neutre, sans émotions, sentiments ou idéaux, mais d'un point de vue spirituel chaque être -quelle que soit sa taille et sa forme- émet des sentiments et des intentions. Voyager consiste à s'immerger dans l'énergie des Autres. A absorber cette énergie pour s'en nourrir et à la rayonner en retour : ce que nous nommons « donner et recevoir » ou bien « rayonner et intégrer » selon le centre d'énergie. Le vocabulaire transmet la nature du niveau de conscience de l'interlocuteur, de sa manière de concevoir la vie, son Plan d'évolution est inscrit dans son vocabulaire et sa perception, ainsi on ne peut pas tromper les autres.

Lorsque l'on commence à évoluer sur l'escalier de crystal et l'échelle solaire, il n'est pas difficile de comprendre les nuances culturelles, les points d'origine des colonisations ou les différences conflictuelles entre les planètes. Nous nous sommes focalisés sur notre histoire –individuelle ou collective- mais tous les autres mondes ont également de grandes épopées et des turpitudes à raconter. La plupart des êtres humains sont issus des gènes des grands Melchisédech.

Les soleils sont les centres vitaux de l'Etre universel dont chaque centre a évolué au point de devenir une conscience individuelle sacrée ; une galaxie. Un Conseil de Melchisédech est l'âme-conscience d'une galaxie. Imaginons que nos organes se conscientisent et décident d'honorer notre corps comme un Dieu, leur Tout, puisque leur vie dépend de quelque chose qui les dépassent individuellement et dont aucun d'entre eux ne comprend la teneur.

Nos organes ne comprennent pas nos idées, en revanche, ils traitent l'énergie que nous avalons sous diverses formes et ils la restituent pour que nous la focalisions d'une façon qui les dépassent tous et parfois cela ne leur apporte rien de bon à eux. Cette vision unitaire très basique et rapportée au corps humain, est un début de compréhension de comment les choses fonctionnent à une plus large échelle. Cette connaissance accompagne l'évolution de la conscience actuelle humaine vers l'intégration. Le déplacement d'un objet est possible au sein de notre corps mais il ne se produit pas à tords et à travers, il suit des règles précises, un chemin préétabli sinon cela crée un trouble, un dysfonctionnement : c'est la même chose dans l'Univers. Les éléments ne se déplacent pas sans suivre des règles et des voies qui doivent d'abord être comprises. La terre ascensionne ce qui signifie qu'un changement de fréquence advient. Ce déplacement sans mouvement est un changement de conscience et d'énergie dont nous sommes partie intégrante.

La polarisation du corps cellulaire par la Conscience.

Les glandes cérébrales associées à la glande pinéale doivent s'organiser et constituer une structure énergétique en pyramide, or les cellules du thalamus sont déjà en forme de pyramide. Nos souvenirs sont des instants où l'énergie s'est figée en nous, ils sont enregistrés dans l'hippocampe et servent de parcours d'éveil labyrinthique : en affrontant ses souvenirs bons et mauvais. La glande pinéale est l'amorce de l'étincelle divine qui devient avec le temps et la méditation un soleil intérieur. Celui-ci illumine les autres centres d'énergie et progressivement se forme un manteau d'énergie qui se transforme ensuite en une bulle d'énergie polarisée ; l'aura.

L'énergie de la glande pituitaire communique avec l'hypophyse en rythme, ensemble elles amorcent la vibration des cellules pyramidale du thalamus à une vitesse supérieure à l'onde du temps, créant une diffraction entre la conscience du corps physique et celle de notre aura.

L'aura polarisée repousse le sol et le corps magnétiquement, elle devient le véhicule personnel de la conscience : un Mer-Ka-Ba pyramidal. La glande pinéale, l'hypophyse et les thalamus et hypothalamus ont chacun un rôle. L'épiphyse donne l'étincelle de lumière, qui active l'hypophyse, elle-même se met à produire un tourbillon d'énergie qui active le thalamus. Le petit véhicule glandulaire pyramidal produit de plus en plus d'énergie qui descend dans l'hypothalamus pour être distribué dans les centres vitaux constituant le grand véhicule Mer-Ka-Ba (véhicule- d'énergie- de l'âme). Cette activation consomme nos sentiments et nos souvenirs comme du carburant. L'Intention sert d'outil de direction pour déterminer notre objectif à atteindre. Le frein est l'ancrage qu'il faut détacher afin de passer d'une réalité temporelle à une autre réalité temporelle au moment astrologique correspondant à notre objectif. Ceci ne peut avoir lieu sans l'accord des gardiens du temps et l'aide des anges-gardiens dont le rôle est de protéger l'équilibre des forces. Cet acte doit être lié à un objectif transcendantal. Si l'Intention n'est pas assez solide ou qu'elle n'est pas suffisamment alimentée, le véhicule s'auto-consume et notre âme est vidée de son énergie. Ce faisant, on « brûle » les attaches énergétiques avec les gens et les lieux, on devient invisible pour nos proches et pour nos contemporains on semblera hors du temps.

Cela a une conséquence définitive et transformatrice. Même minime, cette activation pose des conséquences, des transformations indélébiles sur notre entourage, sur nous. C'est pourquoi avant d'entreprendre un voyage spatiotemporel, on commence par comprendre comment nos chakras s'organisent entre eux, quelle relation ils ont avec nos organes, quelles émotions ils contiennent. Toutes ces données constituent nos acquis individuels, notre Plan de vol, ainsi que notre point d'Origine où sont stockées nos réserves. Souvent ces réserves sont héritées de nos vies antérieures (ancêtres, expériences parallèles à notre identité personnelle vécue par notre arbre génétique). Notre âme est le rayonnement de nos expériences à travers le temps, nous habitons plusieurs corps simultanément mais notre conscience se fixe sur la vie la plus intense, celle qui représente le mieux les objectifs spirituels. Les expériences sont incluses dans notre mémoire individuelle et dans son équivalent pour l'âme collective : l'akasha. L'ensemble des données est archivé dans nos gènes et transmis à la prochaine génération ce qui crée des liens "cellulaires" (ou viscéraux), basés sur les gènes partagés par un groupe de personnes formant l'arbre des âmes et l'arbre de l'Adn humain.

La réalité évolue au fur et à mesure que l'âme ascensionne par la transmutation des souvenirs conflictuels. Chaque âme imprime son rayonnement sur les gens qui la connaissent. L'échange de ces rayonnements produit des sentiments. Un sentiment est une réserve d'énergie, la canaliser permet de la faire évoluer en Sentiment Divin. En focalisant nos rayonnements nous devenons des spécialistes : des maîtres. On ne peut pas être un maître simultanément dans toutes les vertus mais nous pouvons en choisir une qui correspond à notre «passion» et y investir nos plus belles énergies afin de transmettre cette passion ou d'enseigner certaines de nos découvertes. Les liens établis avec les autres sur la base d'une passion commune alimentent le groupe que nous créons. Chacun des membres peut y puiser des forces pour progresser et se sentir soutenu, chaque progression sert l'ensemble, ce processus d'échange et d'Amour est le même pour les Confédérations et les Grands Conseils galactiques. C'est par souci de respecter cette Convention d'Union Fraternelle que nous, les êtres terrestres, sommes intégrés au Plan d'Elévation Universel. Nous avons beaucoup reçu et il nous faut participer.

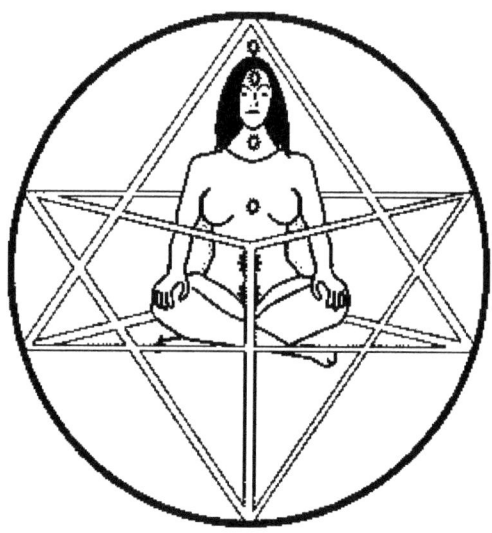

Conclusion

Un état d'esprit influencé par l'extérieur est insatiable, insatisfait et blasé. La nouveauté qui hier paraissait merveilleuse est obsolète avec les utilisateurs. On doit consommer pour démontrer son niveau d'existence, pour prouver que l'on participe à ce monde. Tout s'épuise dans cette course à l'énergie, à la nouveauté.

Nous avons vu que la nouveauté est un autre regard sur le monde, une nouvelle compréhension du corps et de ses ressentis. Se réapproprier la conscience du corps, des sentiments permet de mieux apprécier sa vie car ce qui est vraiment nouveau n'a rien à voir avec le matériel et les usages techniques que l'on en fait. La vie nouvelle commence lorsque l'on commence à s'apprécier, que l'on reconnait ce que l'on transmet comme énergie, que l'on redécouvre le monde à partir de sensations amplifiées : appartenir au Cercle de la Vie donne un sentiment intense de joie, d'assurance intérieure, une approche du sentiment d'immortalité.

La haine, l'agressivité, l'esprit vindicatif, l'égoïsme sont parfois porteurs de réussites matérielles mais ils ne permettent pas de résister à l'Amour et à la Plénitude que l'âme veut ressentir tôt ou tard. La réussite donne à l'âme l'opportunité d'être heureuse alors, l'énergie revient vers celui qui l'a produite pour être raffinée et travailler dans un nouveau cycle. Pour peu que l'on soit juste, on reçoit la vague intense de l'énergie bienfaitrice que l'on a stimulée chez les autres et l'on peut recommencer à progresser et inscrire son rayonnement dans l'évolution globale de l'humanité.

Notre objectif personnel devrait être de trouver le rythme idéal entre l'âme et le corps afin qu'ils ne soient plus en opposition, qu'ils retrouvent une harmonie entre besoins, désirs et possibilités réelles d'expression au quotidien. Nous devons nous occuper de ce que nous avons reçu : notre vie. Ceux d'entre nous qui réussissent à maintenir cette intention unifiée réalisent des choses incroyables ; les grands artistes, les hommes politiques, certains créatifs sont des chamans, des guérisseurs, des ancreurs de l'évolution humaine car ils ont réussi à inspirer les autres, à exprimer la dimension spirituelle dans leur travail. Peut-être serez-vous ainsi. C'est mon souhait pour vous et tous ceux à qui vous ouvrirez des horizons et des possibilités. Rejoignez les Consciences Vivantes.

Namasté.

Lila

Références spirituelles et bibliographie

Le Sûtra du Lotus traduit par Jean-Noël Robert aux éditions Fayard collection L'Espace Intérieur. Année 2011

A la découverte des chakras, Rééquilibrez les énergies vitales de votre corps, de Pauline Wills, Guy Trédaniel Editeur, année 2003- 2008

La purification des chakras, Retrouver le pouvoir spirituel menant à la connaissance et à la guérison, de Doreen Virtue, PhD. Editions Ada.Inc et DG-Diffusion, année 2004.

Le yoga du son, conseils pratiques pour chanter vos énergies, de Philippe Barraqué, Guy Trédaniel Editeur, année 2012.

Le grand livre de l'ayurvéda, les bienfaits de la cure ayurvédique, de Kiran Vyas, éditions Marabout Références, année 2014.

Le Zohar, Le livre de la splendeur, extraits choisis et présentés par Gershom Scholem, traduction d'Edith Ochs, Editions du Seuil, collection Sagesses, réédition année 2011.

Le Passage des Sorciers, Voyage initiatique d'une femme vers l'autre réalité, de Taïsha Abelar, Editions du Seuil, année 1992.

Les Sept plumes de l'Aigle, d'Henri Gougaud, Editions du Seuil, année 1995.

Retour vers l'Unité, de Michael J.Roads, Editions Ariane, année 1999.

UN, de Rasha, éditions Ariane, année 2003.

La chimie de la conscience, le mystère de la glande pinéale, Intégration II, de Ka Ren, éditions Ariane, année 2008.

La Levée du voile, l'apocalypse de la nouvelle énergie, de Lee Caroll, Serie Kryéon, Tome IX, éditions Ariane, année 2007.

Les douze couches de l'ADN, une étude ésotérique sur la maîtrise intérieure, de Lee Carroll, serie Kryéon, éditions Ariane, année 2011.

Le Livre de la Métamorphose de l'Espace-Temps, Chroniques de l'histoire cosmiques, Tome V, de José Arguelles et Stéphanie South, éditions Ariane, année 2010.

Sites internet : Wikipédia et intellego.fr -étude de Ben Brahim Mohamed, Université de médecine de Fés sur le tronc cérébral et le bulbe rachidien.

Blog : www. lilaluz.net

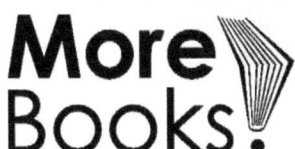
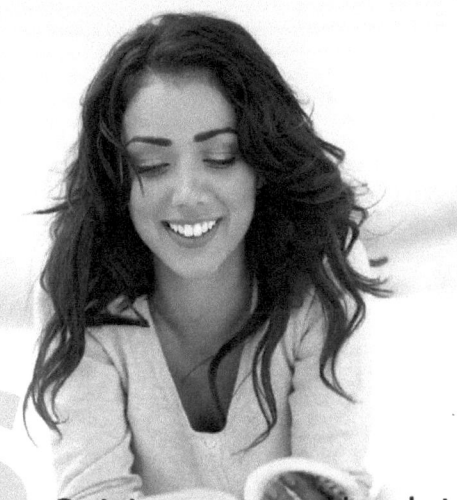
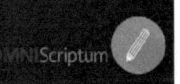

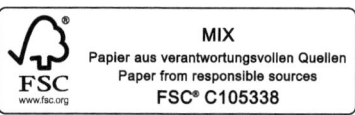
Printed by Books on Demand GmbH, Norderstedt / Germany